Dr. Jan-Peter Jansen

Machen Sie sich den Kopf frei!

Dr. Jan-Peter Jansen

Machen Sie sich den Kopf frei!

Die besten Methoden
gegen Kopfschmerzen

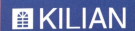

Die Ratschläge in diesem Buch sind vom Autor und Verlag sorgfältig erwogen und geprüft, dennoch kann eine Garantie nicht übernommen werden. Eine Haftung des Autors bzw. des Verlags für Personen-, Sach- und Vermögensschäden ist ausgeschlossen.

Impressum

Bibliografische Information der Deutschen Bibliothek

1. Auflage 2005
© 2005 VERLAG im KILIAN, Marburg
Lektorat: Karin Schutt
Layout & Satz: Stefanie Pusch, medialog, Marburg
Druck: Druckerei Kempkes, Gladenbach
ISBN: 3-932091-90-6

Inhalt

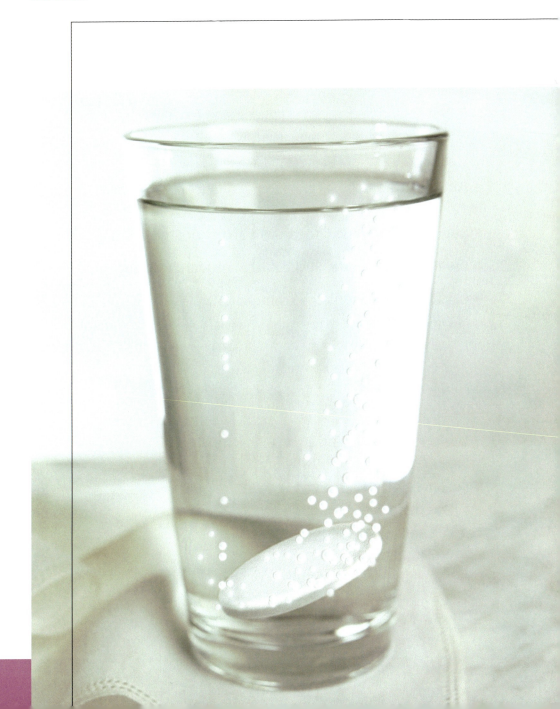

Inhalt

Vorwort 9

Aufruhr im Kopf 13

- Schmerz ist ein Signal 15
- Den Kopfschmerz beim richtigen Namen nennen 19
- Sich den Kopf zerbrechen: die Rolle der Psyche 20

Aktiv gegen den Schmerz 23

- Der Weg zum Arzt: Klarheit steht an erster Stelle 24
- Die Diagnose: auf der Suche nach dem Unruhestifter .. 27
- Die Therapie: Hauptsache schmerzfrei 29
  - Die Selbstbehandlung:
    Was bei gelegentlichen Kopfschmerzen wirklich hilft ... 30
  - Wirksam bei Dauerkopfschmerzen:
    Das Schmerzgedächtnis löschen 33

Die wichtigsten Kopfschmerzarten 35

- Spannungskopfschmerz 38
  - Was ist das? 38
  - Wie entsteht er? 38
  - Was rät der Arzt? 40
  - Was kann man selbst tun? 46

- **Migräne** — 48
  - Was ist das? — 48
  - Wie entsteht sie? — 50
  - Was rät der Arzt? — 54
  - Was kann man selbst tun? — 58
- **Kopfschmerz durch Medikamente** — 62
  - Was ist das? — 62
  - Wie entsteht er? — 63
  - Was rät der Arzt? — 64
  - Was kann man selbst tun? — 66
- **Kopfschmerz durch Alkohol** — 68
  - Wie Sie den Kater vermeiden können — 69
- **Kopfschmerzen bei Kindern** — 70
  - Was ist das? — 70
  - Wie entstehen sie? — 71
  - Was rät der Arzt? — 71
  - Was kann man selbst tun? — 72

Andere Kopfschmerzformen — 73

- **Cluster-Kopfschmerz** — 74
  - Was ist das? — 74
  - Wie entsteht er? — 75
  - Was rät der Arzt? — 76
  - Was kann man selbst tun? — 77

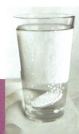

- **Kopfschmerz bei sexueller Aktivität** — 78
  - Was ist das? — 78
  - Wie entsteht er? — 79
  - Was rät der Arzt? — 79
  - Was kann man selbst tun? — 80

- **Posttraumatischer Kopfschmerz** — 82
  - Was ist das? — 82
  - Wie entsteht er? — 82
  - Was rät der Arzt? — 84
  - Was kann man selbst tun — 84

- **Gesichtsneuralgien** — 86
  - Was ist das? — 86
  - Wie entstehen sie? — 87
  - Was rät der Arzt? — 88
  - Was kann man selbst tun — 89

Anhang 91

- **Bücher, die weiterhelfen** — 92
- **Adressen, die weiterhelfen** — 94

Vorwort

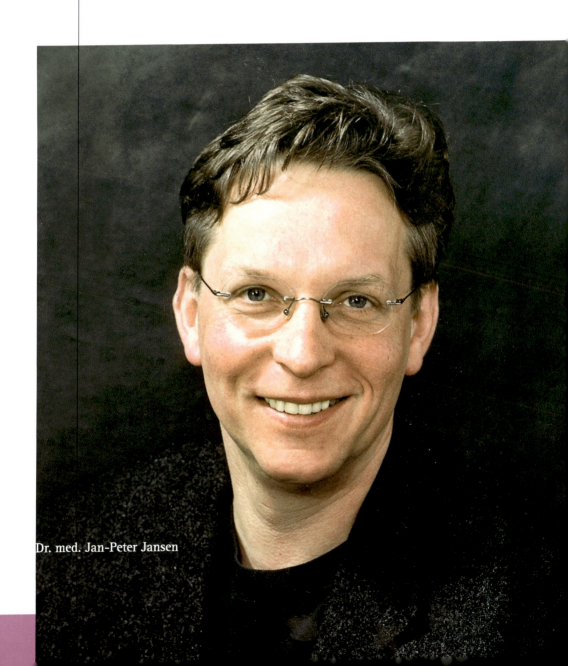

Dr. med. Jan-Peter Jansen

Es gibt sicherlich nur wenige unter uns, die noch nie Kopfschmerzen hatten. Wohl jeder kennt ihn, den dicken Kopf nach durchzechter Nacht, den Druck im Kopf durch plötzliche Wetterumschwünge oder übermäßigen Stress. Aber auch bei einigen Krankheiten gehören Kopfschmerzen einfach mit dazu: Eine Erkältung beispielsweise geht fast immer mit dröhnendem Kopfweh einher. Gründe für diesen „Tumult im Kopf" gibt es viele, und jeder erlebt ihn in unterschiedlicher Intensität, denn das Schmerzempfinden ist individuell verschieden. Trotzdem wird wahrscheinlich niemand auf die Idee kommen, im Falle eines als „normal" empfundenen Kopfschmerzes seinen Hausarzt geschweige denn einen Schmerzspezialisten aufzusuchen. Denn gelegentliche und mit der Ursache (Party - lange Nacht - Kopfweh …) in Verbindung zu bringende Kopfschmerzen gehören nun mal zu den „Alltagswehwehchen", die man mit unterschiedlichen Methoden selbst erfolgreich behandeln kann.

Doch manchmal gibt es gute Gründe, dem gepeinigten Kopf mehr Aufmerksamkeit als sonst zu schenken: Ist der Schmerz nämlich nicht mehr nur ein Symptom beispielsweise einer Erkältung, sondern ein häufiger oder ungewöhnlich schmerzhafter Störenfried, dann wird es höchste Zeit, den Hausarzt oder auch einen Spezialisten um Rat zu fragen. Denn es gibt viele Auslöser für das Dröhnen im Kopf und über 240 verschiedene Kopfschmerzformen, die – je nach Art und Ursache – mit unterschiedlichen therapeutischen Maßnahmen behandelt werden müssen. Nur so ist gewährleistet, dass der unangenehme Schmerz dauerhaft verschwindet oder zumindest eine wohltuende Linderung spürbar ist. In vielen Fällen können die beiden häufigsten Kopfschmerzformen Migräne und Spannungskopfschmerz selbst behandelt werden. Hinter ihnen verbirgt sich keine andere Erkrankung, und sie verlaufen aus Sicht des Arztes ohne Gefahr für den Betroffenen. Allerdings ist die Selbstbehandlung an strenge Regeln gekoppelt. Der alleinige Griff zur Schmerztablette ist nicht immer ratsam. Zumeist wird es ein Bündel von Maßnahmen sein, um den Schmerz zu bekämpfen. Denn das

Ertragen von Schmerzen kann gravierende gesundheitliche Folgen haben, die die Lebensqualität beeinträchtigen und den Alltag zur Qual werden lassen.

Möglicherweise sind Sie selbst von häufigen Kopfschmerzen betroffen und haben schon vieles ausprobiert, allerdings ohne den gewünschten Erfolg. Für Sie habe ich dieses Buch geschrieben, denn Sie finden darin nicht nur eine umfangreiche Übersicht über die verschiedenen Kopfschmerzarten und deren vielfältige Ursachen, sondern auch eine Beschreibung aktueller wissenschaftlicher Erkenntnisse sowie der daraus hervorgegangenen Therapien. Auf diese Weise können Sie zusammen mit Ihrem Arzt optimale Maßnahmen ergreifen, um der „Hölle" in Ihrem Kopf ein Ende zu bereiten.

Zwischenzeitlich gibt es neben einer Vielzahl neu entwickelter hochwirksamer Medikamente auch eine aktuelle, von Experten erarbeitete wissenschaftliche Bewertung der schon seit längerem verfügbaren verschreibungsfreien Präparate. Gleichzeitig möchte ich Sie mit diesem Buch davor bewahren, wertvolle Zeit zu vergeuden oder viel Geld für dubiose Methoden auszugeben, deren Vorgehensweisen nicht nur fragwürdig sind, sondern auch jeder wissenschaftlicher Grundlage entbehren. Auch aus diesem Grund habe ich Ihnen einige Selbsthilfe-Tipps gegeben sowie vorbeugende Maßnahmen empfohlen, die sich in der Behandlung von Kopfschmerzen als zuverlässig und wirksam bewährt haben. Ganz gleich, welche der von mir empfohlenen Selbsthilfemaßnahmen oder neuen Therapien zu einer Besserung Ihres gesundheitlichen Zustands geführt haben, ich würde mich über eine Nachricht von Ihnen freuen (meine Adresse finden Sie im Anhang auf Seite 94). Denn Ihre Erfahrungen können auch für andere Patienten sehr wertvoll und hilfreich sein. In diesem Sinne wünsche ich Ihnen alles Gute und viele Aha-Erlebnisse beim Lesen!

Ihr Dr. med. Jan-Peter Jansen

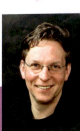

Aufruhr im Kopf

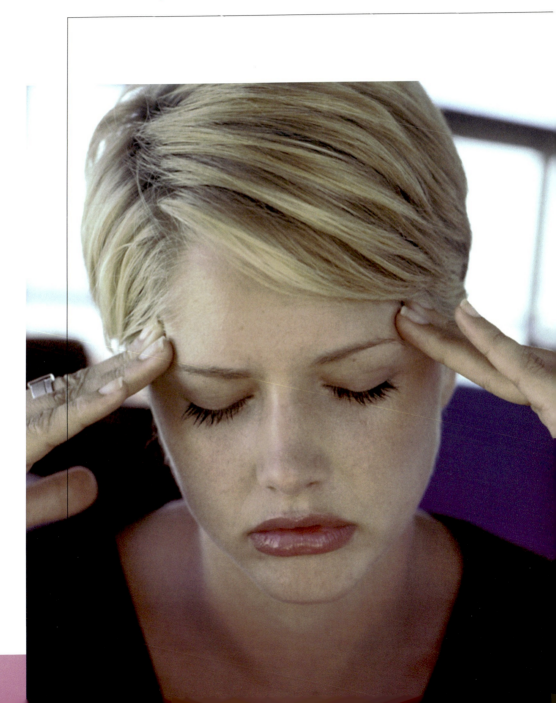

Aufruhr im Kopf

Es fühlt sich so an, als wäre die Kopfhaut überempfindlich und als klemme der Kopf in einem Schraubstock. Oder so, als trage man auf dem Kopf eine schwer beladene Metallschale. Man kann sich nicht mehr richtig konzentrieren, der Kopf ist wie in Watte gehüllt, dumpf und leer. Rund 29 Millionen Deutsche kennen die drückenden, dumpf-dröhnenden oder stechenden Schmerzen am Hinterkopf, an den Schläfen oder an der Stirn. Von den Medizinern werden diese unangenehmen Empfindungen des Körpers als Spannungskopfschmerzen bezeichnet, da sie möglicherweise durch stressbedingte Muskelverspannungen entstehen. Die Betroffenen (mehr Frauen als Männer) leiden im Durchschnitt 35 Tage im Jahr daran. Kopfschmerzen vom Spannungstyp zählen deshalb zu den häufigsten Erkrankungen überhaupt. Sie machen etwa 54 Prozent der über 240 verschiedenen Kopfschmerzarten aus (siehe Schaubild).

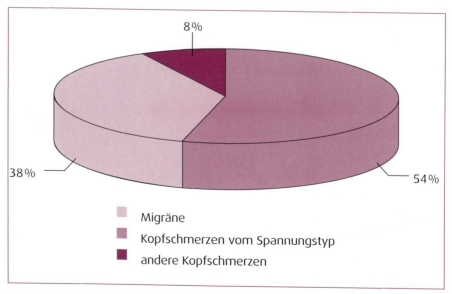

Häufigkeitsverteilung bei den Patienten, die unter Kopfschmerzen leiden

Weitaus unangenehmer fühlt sich ein Migräne-Anfall an: Der ganze Kopf pulsiert, oft stellen sich Schwindel und Übelkeit ein, der – meist einseitig auftretende – Schmerz ist sehr heftig. Manchmal „wandert" er über den Kopf und nimmt selbst bei der kleinsten Anstrengung an Intensität zu. Rund acht Millionen Deutsche werden auf diese Art regelmäßig gepeinigt, Frauen etwa doppelt so häufig wie Männer. Meist beginnt die Erkrankung zwischen dem 15. und 25. Lebensjahr – doch selbst Kinder und auch Senioren können unter Migräne leiden.

Wer keine Migräne kennt, hat aber vielleicht schon einmal einen Katerkopfschmerz erlebt. So ähnlich empfindet der Migränepatient die Intensität seiner Schmerzen.

■ Schmerz ist ein Signal

Egal, ob der Rücken oder ein Zahn wehtut: Normalerweise sind Schmerzen ein lebenswichtiges Alarmsignal, denn sie weisen darauf hin, dass im Körper etwas nicht in Ordnung ist. Die unangenehm-schmerzhaften Gefühle helfen uns, die Ursachen von gesundheitlichen Störungen oder Gefährdungen zu erkennen und frühzeitig zu bekämpfen. Das kann eine Krankheit, eine Verletzung oder einfach eine belastende Situation sein. Mit dem Verschwinden der Ursache lässt auch der akute Schmerz nach und verschwindet nach einer Weile ganz. Dieser plötzlich auftretende Schmerz gehört zum so genannten „protektiven System", denn es schützt und bewahrt uns vor lebensbedrohlichen Verletzungen wie beispielsweise extreme Wärme oder Kälte, Schläge, Stiche und Schnitte oder dergleichen. Natürlich weisen Kopfschmerzen auch darauf hin, dass ein oder mehrere Störfaktoren unser Wohlbefinden aus dem Gleichgewicht gebracht haben. Eher harmlos ist der Brummschädel nach durchzechter Nacht oder der Kopfdruck bei Wetterumschwüngen. Häufig ist das Kopfweh auch vorübergehende Begleiterscheinung einer Erkältung oder handfesten Grippe. Auch Fehlhaltungen am Arbeitsplatz können Schmerzen im Nacken- und Kopfbereich auslösen.

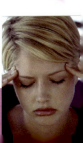

Ganz gleich aus welchen Gründen unser Körper die Alarmglocke läutet, sobald die Ursache beseitigt ist, verschwinden auch die Schmerzen wieder. Was aber, wenn keine äußere Ursache als Auslöser in Frage kommt, wie etwa bei den bereits erwähnten Kopfschmerzformen Migräne und Spannungskopfschmerz? In diesen Fällen kann „nur" der Schmerz bekämpft werden, auch mit vorbeugenden Maßnahmen. Vor allem muss aber darauf geachtet werden, dass der Kopfschmerz nicht zur Dauerangelegenheit, also chronisch wird. Denn dann hat der Schmerz nicht nur seine Warnfunktion verloren, sondern wird auch tiefe Spuren im Nervensystem hinterlassen: Der Kopfschmerz ist ständig spürbar und ein so genanntes Schmerzgedächtnis hat sich gebildet. Die Behandlung wird von nun an wesentlich schwieriger.

Wodurch spüren wir den Schmerz?

Obwohl unser Kopf voller Nervenzellen ist, haben wir dort nur wenige Gebiete, die Schmerzempfindungen weitergeben können. Als „schmerzempfindliche Strukturen" sind bisher lediglich die Hirnhäute sowie die das Gehirn versorgenden Blutgefäße bekannt. Diese reagieren auf Druck und Zug mit einer Aktivierung schmerzsensibler Nervenfasern. Bei den Blutgefäßen sind das die Nervenäste des Trigeminusnerves (siehe auch Trigeminusneuralgie auf Seite 86). Das Gehirn selbst fasst ein Volumen von zirka 250 Millilitern, wird aber selbst in jeder Minute von etwa fünf Litern Blut durchströmt, da es einen hohen Sauerstoffbedarf hat. Für die Aufrechterhaltung eines konstanten Drucks in unserem Kopf hält die Natur zahlreiche Mechanismen bereit: Vier große Arterien sorgen für den Zustrom von Blut, wobei diese Arterien an der Hirnbasis miteinander verbunden sind. Äußerst sensible Mechanismen bewirken, dass der Druck im Hirn - ob bei Belastungen oder Ruhe - immer möglichst konstant bleibt, denn die Nervenzellen sind sehr empfindlich und dürfen keinesfalls geschädigt werden.

Sobald aber in diesem hochempfindlichen System eine Störung auftritt, und das Gleichgewicht aus dem Lot gerät, reagieren die schmerzempfindlichen Strukturen eben mit Schmerzen: Beispielsweise kann ein Brummschädel sowohl durch Giftstoffe ausgelöst werden, die im Körper beim Abbau des Alkohols entstehen, als auch durch eine Verschiebung des sorgfältig konstant gehaltenen Niveaus an unterschiedlichen Salzen, die wir Elektrolyte nennen.

Nervenzellen können auf verschiedenen Wegen durch Schmerzreize erregt werden. Dann entsteht aufgrund unterschiedlicher, zum Teil gleichzeitig ablaufender Prozesse im Körper der Schmerz. Das Schaubild auf der nächsten Seite zeigt zwei davon in vereinfachter Form:

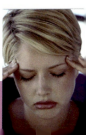

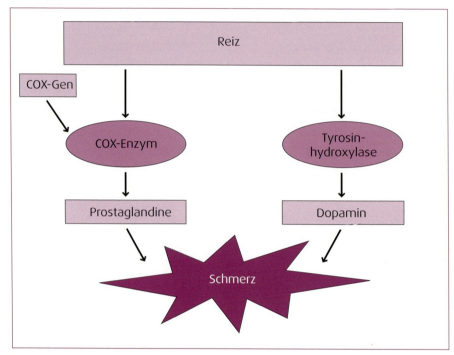

Links: Durch einen Auslöser (wie Verletzung, Hitze, Kälte oder dergleichen) werden chemische Substanzen aus den Zellen freigesetzt, die vom Enzym Cyclooxygenase (COX-Enzym) in Schmerzbotenstoffe, so genannte Prostaglandine, umgewandelt werden. Prostaglandine erregen Nervenzellen, die das Signal zu den schmerzwahrnehmenden Gehirnstrukturen weiterleiten. Auch bei der Übertragung des Signals von Nervenzelle zu Nervenzelle spielen Prostaglandine neben einer Vielzahl weiterer Botenstoffe eine Rolle. Außerdem sind Prostaglandine an der Entstehung der klassischen Entzündungssymptome beteiligt.

Rechts: Wieder werden durch einen Reiz chemische Substanzen freigesetzt, die vom Enzym Tyrosinhydroxylase in den Botenstoff Dopamin umgewandelt werden. Dopamin beeinflusst sowohl die Entstehung von Schmerzen als auch die Weiterleitung der Erregung in Gehirnnerven, insbesondere bei Kopfschmerzen.

■ Den Kopfschmerz beim richtigen Namen nennen

Zu viele Sinnesreize, zu viel Stress, zu viel Arbeit oder zu viele Genussmittel – eine „Überdosis Alltag" bekommt unserem Kopf in der Regel nicht so gut. In anderen Fällen ist die Neigung zu Kopfschmerzen vererbt. Manchmal entsteht der Kopfschmerz auch durch Medikamente, die Erlösung bringen sollen. Kopfweh kann sogar durch bestimmte Nahrungsmittel hervorgerufen werden. Fachleute unterscheiden daher mehr als 240 Arten – von der häufig vorkommenden Migräne über Spannungs-, Cluster- oder Medikamenten-Kopfschmerzen bis hin zu recht selten vorkommenden Spezialformen.

All diese verschiedenen Kopfschmerzen können nach unterschiedlichen Kriterien in Gruppen zusammengefasst werden. So werden beispielsweise Kopfschmerzen aufgrund ihrer Ursache in primäre und sekundäre Kopfschmerzen unterschieden.

▶ Bei der ersten Gruppe ist der Kopfschmerz selbst die Erkrankung, wie zum Beispiel bei Migräne oder Spannungskopfschmerzen; es liegt also keine andere Krankheit als möglicher Auslöser zugrunde.
▶ Beim sekundären Kopfschmerz hingegen ist das Kopfweh Begleiterscheinung einer anderen Erkrankung oder körperlichen Störung. So kann der Kopfschmerz beispielsweise eine Grippe ankündigen, auf Bluthochdruck oder Entzündungen hinweisen.

Ausgehend von der Häufigkeit der Schmerzen wird außerdem zwischen episodischen (gelegentlichen) und chronischen (stets vorhandenen) Beschwerden unterschieden.

Kopfschmerzen im chronischen Stadium sind eine quälende Behinderung, die das Leben der Betroffenen zur Hölle machen kann. Denn chronisch bedeutet „dauernd", der Schmerz ist also ständig spürbar, und es fehlt ihm eine erkenn-

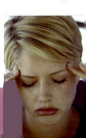

bare Ursache (Krankheit, Verletzung). Ein Ende des Schmerzes ist nicht absehbar. Dieser schmerzhafte Dauerzustand ist eine Krankheit, die in erster Linie mit Hilfe einer medikamentösen Therapie behandelt werden kann. Und selbst wenn vorhersehbar ist, dass Schmerzen chronisch werden können (Neigung zur Chronifizierung), muss eine vorbeugende Behandlung mit entsprechenden Medikamenten erfolgen. Hier benötigen Sie den Rat und das Wissen eines geschulten Arztes oder Schmerzspezialisten.

> Mein Rat an Sie:
> Nehmen Sie häufig wiederkehrende Schmerzen oder gar Dauerschmerzen ernst und nicht auf die leichte Schulter!

Ob Ihre Kopfschmerzen noch normal oder schon chronisch sind, können Sie folgendermaßen erkennen: Nach den Kriterien der Internationalen Kopfschmerzgesellschaft (IHS) ist ein Kopfschmerz dann als chronisch zu bezeichnen, wenn

- er an mindestens 15 Tagen im Monat oder an mehr als 180 Tagen im Jahr auftritt
- er selbst das belastende Symptom ist
- eine erkennbare Ursache wie Wetter, Krankheit oder Verletzung fehlt, das heißt, wenn er
- kein Warnsignal für eine akute Störung ist.

■ Sich den Kopf zerbrechen: die Rolle der Psyche

Im Kopf befindet sich unser Gehirn – das „Zentralorgan" unseres Körpers. In ihm entstehen Gedanken, Gefühle, Sehnsüchte und Hoffnungen. Eine Vielzahl an Informationen erreicht ständig unser Gehirn, das wiederum eine Unmenge von Steuerprozessen in unserem Körper koordiniert. Da erscheint es fast logisch, dass Kopfschmerzen gerade durch extreme emotionale Belastungen ausgelöst werden können. Schon im Volksmund wird anschaulich auf diesen Zusammenhang hingewiesen: Da „zerbricht sich jemand den Kopf", da rennt einer „mit dem Kopf durch die Wand", oder man „hält es einfach im Kopf nicht mehr aus".

Belastende Lebenskrisen, ständige Konflikte und Dauerprobleme wie der Tod eines geliebten Menschen, die Sorge um den Arbeitsplatz, Scheidung oder massive Existenzängste sind mit Sicherheit Wegbereiter für schmerzhafte körperliche (Ver-)Spannungen, die sich auch im Kopf bemerkbar machen können.

Doch oftmals kann sowohl vom Patienten selbst wie auch vom Arzt ein Zusammenhang zwischen Psychostress und Körperschmerz nicht hergestellt werden. Denn alles, was auf der Körperebene stattfindet, ist leichter einzuordnen und zu verstehen. Außerdem gibt es dafür medizinische Standards, und Ärzte können körperliche Beschwerden leichter abfragen. Das seelische Leid wird dann allerdings „nur" als körperliches Symptom interpretiert. Wenn beispielsweise ein Patient nach dem Tod des Lebenspartners über starke Rücken- oder Magenschmerzen klagt, obwohl nach eingehenden Untersuchungen keine organischen Schäden als Auslöser in Frage kommen, dann liegt die Vermutung nahe, dass die enorme psychische Belastung zu den schmerzhaften Empfindungen führte.

Erkennen, was Schmerzen verursacht

Deshalb ist es wichtig, den eigentlichen Alarmauslöser für den Schmerz zu finden, da die Betroffenen nur so langfristige Strategien entwickeln können, um mit emotionalen Ausnahmesituationen anders als bisher umzugehen. Wenn Sie ehrlich zu sich sein können, dann erkennen Sie vielleicht, ob eine seelische Komponente Auslöser für Ihre Krankheit war oder ist. Denn eine psychische Dauerbelastung ist wie das Fahren mit Vollgas. Ein Fahrzeug kann das zwar, aber es leidet an einigen Stellen und macht den Fahrer darauf aufmerksam.

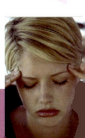

So gesehen kann chronisches Seelenleid sicherlich auch zu chronischen Schmerzen führen – doch nicht immer ist die Sachlage so eindeutig. Im Falle der Migräne führen beispielsweise empfohlene psychotherapeutische Behandlungsmaßnahmen nicht immer zum gewünschten Erfolg. Denn Studien haben gezeigt, dass Migränekranke psychisch nicht auffälliger oder labiler sind als andere gesunde Menschen. Trotzdem können Depressionen, Ängste oder berufliche Überforderung den Verlauf einer Migräne negativ beeinflussen. Bestimmte Entspannungstechniken hingegen, wie beispielsweise das Biofeedback-Verfahren, haben sich als sehr wirksam erwiesen. Bei dieser Methode vermittelt ein computergesteuertes System dem Patienten eine Rückmeldung über die erzielten Entspannungsergebnisse. Auch die Progressive Muskelrelaxation nach Jacobson (siehe Seite 41; Beispielübungen siehe Umschlag-Innenseiten vorne) konnte in klinischen Untersuchungen einen positiven Effekt nachweisen. Hierbei üben die Betroffenen den Wechsel zwischen An- und Entspannung und lernen so, den Unterschied zwischen beiden Zuständen immer bewusster zu erleben.

Aktiv gegen den Schmerz

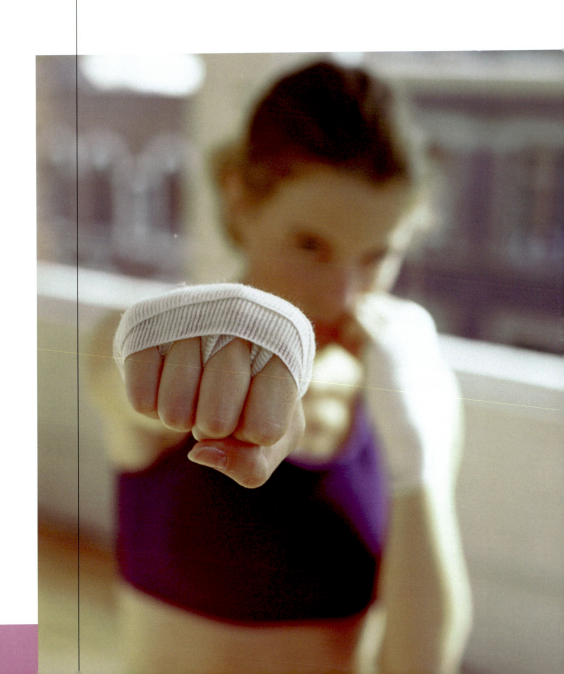

Normalerweise muss man nicht gleich zum Arzt, wenn gelegentlich der Kopf dröhnt, weil man sich erkältet, zu viel getrunken oder eine Nacht lang durchgearbeitet hat. In diesen Fällen kann sich jeder leicht selbst helfen: Bewährte und natürliche Strategien gegen den schmerzenden Kopf sind beispielsweise ein ausgedehnter Mittagsschlaf und viel Bewegung an der frischen Luft. Wenn das nicht hilft oder dazu keine Gelegenheit ist, können die unangenehmen Beschwerden mit einer einfachen Kopfschmerztablette zum Verschwinden gebracht werden (siehe dazu auch Seite 30).

■ Der Weg zum Arzt: Klarheit steht an erster Stelle

Anders ist es, wenn man häufig unter starken Spannungskopfschmerzen oder handfesten Migräne-Attacken leidet. Doch selbst in diesen Fällen geht nur etwa die Hälfte aller vom Schmerz Betroffenen zum Arzt. Viele wissen oft gar nicht, dass sie möglicherweise unter einer Migräne leiden. Sie ertragen tapfer ihr Leid oder suchen ihr Heil im Dauergebrauch von Schmerzmitteln. Beides ist für die Gesundheit riskant: Wenn man immer wieder starke Kopfschmerzen aushält und nicht ärztlich behandeln lässt, kann es nach einer Weile passieren, dass sich die Schmerzen tief in das Gedächtnis des Gehirns eingraben. Aus dem gelegentlichen (periodischen) Schmerz wird ein ständiger (chronischer) Schmerz, den nur noch ein Arzt behandeln kann.

Wer dagegen bei allzu häufigen Kopfschmerzen zum Dauerkonsument von Schmerzmitteln wird und seine Beschwerden nicht ärztlich abklären lässt, kann die Kopfschmerzen sogar verschlimmern: In Deutschland werden bis zu einer halben Million Menschen täglich von Kopfschmerzen gepeinigt, weil sie zu lange zu viele Schmerzmittel eingenommen haben. Das heißt aber nicht, dass diese Kopfschmerzen unbehandelt bleiben müssen. Im Gegenteil: Gerade dann ist es besonders wichtig, einen Arzt aufzusuchen, um die Betroffenen individuell zu beraten und eine auf ihre Schmerzsituation zugeschnittene Therapie zu finden.

Deshalb sollten Sie auf jeden Fall einen Arzt aufsuchen, wenn
- ein neuer Kopfschmerz auftritt, den Sie so noch nicht erlebt haben und der Sie hinsichtlich der Intensität und Begleiterscheinungen stark verunsichert oder beeinträchtigt,
- die Kopfschmerzen immer wiederkehren,
- die Selbstbehandlung nicht ausreichend (das heißt Einnahme von Schmerzmitteln an mehr als zehn Tagen pro Monat; siehe dazu Seite 62) oder
- bei sehr häufigen Kopfschmerzen beziehungsweise wenn eine Veränderung des Schmerzcharakters bei bereits bekannten Beschwerden spürbar ist.

Grundsätzlich ist der Hausarzt der erste Ansprechpartner bei zeitweise auftretenden Kopfschmerzen oder Migräneanfällen. Meistens ist das ein praktischer Arzt, ein Allgemeinmediziner oder ein Internist. Hatte die verordnete Therapie allerdings keinen Erfolg, weil die Schmerzen auch nach Wochen der Behandlung noch nicht deutlich nachgelassen haben, dann sollte ein ausgebildeter Schmerzspezialist aufgesucht werden. Adressen von Kopfschmerzexperten in Ihrer Nähe erhalten Sie zum Beispiel von der Deutschen Migräne- und Kopfschmerzgesellschaft (DMKG; siehe Seite 94), Ihrer Krankenkasse oder der Kassenärztlichen Vereinigung.

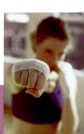

Wie geht ein Arzt/eine Ärztin bei Schmerzen vor?

Wenn Sie zum ersten Mal einen Schmerzspezialisten aufsuchen, wird dieser Sie ausführlich über Ihre Krankengeschichte befragen. Bei bereits länger andauernden Kopfschmerzen wird sich der Arzt schon beim ersten Gespräch ausführlich über folgende Sachverhalte informieren:

- ob Vorerkrankungen, Stürze oder Verletzungen bestehen, die mit dem Kopfschmerz vielleicht in Verbindung zu bringen sind,
- ob frühere Behandlungen oder bereits eingenommene Medikamente verordnet wurden, die eventuell zu Kopfschmerzen als „Nebenwirkung" geführt haben könnten,
- wie lange Sie schon unter Kopfweh leiden, wann es auftritt, wie lange es dauert, wo genau am Kopf die Schmerzen auftreten, wie sie sich anfühlen und wie stark diese Sie behindern,
- ob Sie außergewöhnlichen persönlichen und/oder beruflichen Belastungen ausgesetzt sind,
- ob es in Ihrer Familie, bei Ihren Verwandten Kopfschmerzpatienten gibt.

Nach dem Gespräch folgt meist eine gründliche körperliche Untersuchung. Es wird beispielsweise geprüft,

- ob die Nackenmuskulatur besonders schmerzempfindlich, die Halswirbelsäule in ihrer Beweglichkeit eingeschränkt ist,
- der Blutdruck normale Werte aufweist, Augen, Ohren sowie Reflexe in Ordnung sind,
- Ihre Laborwerte in Ordnung sind (eine Blutabnahme kann nötig sein).

Bei Unklarheit oder Verdacht auf eine schwere Erkrankung wird ein weiterer Facharzt (z. B. Augenarzt, Orthopäde, Gynäkologe) zu Rate gezogen. In die Diagnose fließen sämtliche von Ihnen gemachten Angaben sowie die Beobachtungen des Arztes und Untersuchungsergebnisse mit ein.

> Ist die Diagnose gestellt, folgt anschließend
> - die Entwicklung einer Behandlungsstrategie, bei der Sie als Patient aktiv mitwirken müssen (zum Beispiel beim Erstellen eines Schmerztagebuchs)
> - die regelmäßige Kontrolle der Behandlungserfolge.
>
> Im Laufe dieser Selbstbeobachtung lernen die Betroffenen auch, zwischen den unterschiedlichen Kopfschmerzformen zu differenzieren. Dies ist insofern von großem Nutzen, da es für Migräne und Spannungskopfschmerz ganz verschiedene Therapieformen gibt.

■ Die Diagnose: auf der Suche nach dem Unruhestifter

Um sich ein möglichst genaues Bild von der Krankheit sowie von den möglichen Ursachen für das Dröhnen im Kopf machen zu können, müssen Ärzte oft Detektivarbeit leisten. Denn das Erstellen einer Diagnose erfordert viel Wissen, Erfahrung, Spürsinn und Feingefühl. Zusätzlich sind Ärzte auf die Informationen und Beobachtungen des Patienten angewiesen. Und je präziser die Angaben über Lebensumstände, Entstehung und Art des Schmerzes sowie über Intensität, Verlauf und Begleiterscheinungen vom Patienten gemacht werden, desto schneller und „treffsicherer" ist die Diagnose. Dies ist deshalb so wichtig, weil die verschiedenen Kopfschmerztypen auch mit unterschiedlichen Medikamenten und therapeutischen Verfahren behandelt werden müssen. Häufig ergeben sich bei der Befragung des Patienten – der so genannten Anamnese – schon offensichtliche Zusammenhänge: „Ich habe eine neue Arbeit angefangen und dauernd vor dem Computer gesessen, dann noch dieses Telefonieren und ständig dieser Zeitdruck ... Seitdem begannen meine Kopfschmerzen und wurden im Laufe der Zeit auch immer schlimmer."

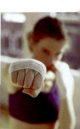

Ein Fallbeispiel:
Ein 35jähriger Fachmann der Holzbranche suchte mich auf. Bei der körperlichen Untersuchung stellte sich ein Beckenschiefstand heraus – der Körper glich dies durch eine erhebliche Steigerung der muskulären Aktivität auf der Gegenseite aus. Dadurch wurden die chronischen Kopfschmerzen ausgelöst und unterhalten, denn nach der Verordnung eines so genannten Beinlängenausgleiches (in Form einer Absatzerhöhung auf der tiefer stehenden Seite) verschwanden die Kopfschmerzen rasch – der Betroffene blieb anhaltend beschwerdefrei, solange er die Einlagen konsequent verwendete.

Nachdem alle wichtigen Daten erfragt und schriftlich festgehalten wurden, folgt die körperliche Untersuchung. Dabei wird unter anderem ggf. das Blut untersucht, um nach Entzündungszeichen oder nach anderen Krankheiten zu suchen, bei denen der Kopfschmerz als Begleitsymptom auftreten kann. Außerdem prüft der Arzt den Zustand der Muskeln im Schulter-Nackenbereich sowie die Beweglichkeit der Wirbelsäule. Die Ergebnisse der Laboruntersuchung (Blut) sowie des Sicht- und Tastbefundes runden das Bild ab, das sich der Arzt von seinem Patienten gemacht hat. Befragung plus gründliche körperliche Untersuchung reichen dann auch in den meisten Fällen aus, um eine exakte Diagnose stellen zu können. Manchmal ist es allerdings notwendig, eine so genannte Ausschlussdiagnostik durchzuführen. Das heißt, der betreffende Patient wird bei unklarer Sachlage zu entsprechenden Fachärzten überwiesen. So kann beispielsweise ein Augenarzt, Orthopäde oder Hals-Nasen-Ohrenarzt wichtige Hinweise liefern, um den möglichen Ursachen der Kopfschmerzen genauer auf die Spur zu kommen. Verfahren wie Röntgen, Magnetresonanztomografie (MRT) oder auch die Computertomografie (CT) werden bei der Kopfschmerz-Diagnose nur dann eingesetzt, wenn der neurologische Befund Anlass zum Verdacht auf entsprechende Krankheiten gibt. Allgemein gilt, dass diese bildgebenden Verfahren bei der Kopfschmerzdiagnostik erheblich überschätzt werden und deshalb nur in Ausnahmefällen zu Rate gezogen werden sollten.

■ Die Therapie: Hauptsache schmerzfrei!

Nachdem die Diagnose gestellt und die Art des Kopfschmerzes klassifiziert worden ist, folgt die Therapie, wobei die Behandlungsmöglichkeiten bei vielen Kopfschmerzformen noch lange nicht so weit ausgereift sind, dass jedem Betroffenen erfolgreich geholfen werden kann. Die Deutsche Migräne – und Kopfschmerzgesellschaft (DMKG; Adresse siehe Anhang) hat deshalb hierzu genaue Empfehlungen abgegeben und ein streng wissenschaftliches Vorgehen bei der Behandlung angeordnet. Ihre Empfehlungen basieren auf einer kritischen, wissenschaftlich basierten Prüfung von Behandlungsmöglichkeiten, insbesondere durch Beurteilung der vorhandenen Kopfschmerzstudien. Aus all diesen – auch internationalen – Ergebnissen wird dann eine Empfehlung abgeleitet, ob der geprüfte Wirkstoff bei Kopfschmerzpatienten

▶ wirksam ist und eine gute Datenlage aufweist
▶ wirksam ist, aber eine schlechte Datenlage aufweist
▶ oder nur für Einzelfälle hilfreich ist.

Die Homöopathie konnte bisher keinen Wirksamkeitsnachweis erbringen. Dennoch gibt es aber Betroffene, bei denen die Homöopathie eine deutliche Verbesserung der Beschwerden erzielt hat. Dabei ist zu berücksichtigen, dass es nicht allein die pharmakologische Wirkung von Substanzen gibt, sondern das Behandlungskonzept umfasst auch die Wirkung der „Droge Arzt".

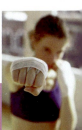

Die Selbstbehandlung:
Was bei gelegentlichen Kopfschmerzen wirklich hilft

Die wichtigste Vorraussetzung für eine gefahrlose Selbstbehandlung von Kopfschmerzen ist die Gewissheit, dass keine Notwendigkeit besteht, eine ärztliche Behandlung einzuleiten. Dies klingt zwar banal, aber immer noch erreichen mich Patienten, die seit Jahren eine völlig unzufriedenstellende Selbstbehandlung durchführten und die auch ihnen zur Verfügung stehenden Fortschritte in der Kopfschmerztherapie unverständlicherweise ignorierten. Hier existiert immer noch das Vorurteil: „Wegen Kopfschmerzen geht man doch nicht zum Arzt und wegen Migräne schon gar nicht ..." Die Möglichkeit, sich im Internet zu informieren, aber auch die zunehmende Zahl von Publikationen in Zeitschriften hat diese Einstellung in den vergangenen Jahren mit Sicherheit ebenfalls beeinflusst. Außerdem gibt es bei uns eine reichhaltige Auswahl an Kopfschmerz-Medikamenten, die ohne Rezept in jeder Apotheke gekauft werden können.

Was die wirkungsvolle Selbstbehandlung von Spannungskopfschmerzen anbelangt, empfiehlt die Deutsche Migräne- und Kopfschmerzgesellschaft (DMKG) als Mittel der ersten Wahl die Wirkstoffe Acetylsalicylsäure, Paracetamol und Koffein als rezeptfreies Kombinationspräparat sowie Medikamente, die nur einen Wirkstoff enthalten (so genannte Monopräparate) mit Acetylsalicylsäure (ASS) oder Ibuprofen. Als Mittel der zweiten Wahl kommen Monopräparate mit Paracetamol in Frage.

Für die Selbstbehandlung akuter Migräne-Attacken sind Medikamente der ersten Wahl wiederum Kombinationspräparate, die die Wirkstoffe Acetylsalicylsäure, Paracetamol und Koffein enthalten sowie Monopräparate mit Acetylsalicylsäure, Ibuprofen oder Paracetamol.

> **Die Wirksubstanzen (pharmakologische Eigenschaften)**
> ▸ **Acetylsalicylsäure:** schmerzhemmend, entzündungshemmend, fiebersenkend, thrombozytenaggregationshemmend (Anwendung in niedriger Dosierung)
> ▸ **Paracetamol:** schmerzhemmend, fiebersenkend
> ▸ **Ibuprofen:** schmerzhemmend, entzündungshemmend, fiebersenkend
> ▸ **Koffein:** verstärkt die schmerzhemmende Wirkung von Acetylsalicylsäure und Paracetamol, beschleunigt den Wirkeintritt, besitzt eigenständigen schmerzlindernden Effekt

Kombinationspräparate wie beispielsweise Thomapyrin® haben sich in der Schmerztherapie bewährt. Mit neuen Erkenntnissen zu den Wirkmechanismen und modernen klinischen Studien konnten sie ihren Stellenwert sogar verbessern. Schnelle Schmerzlinderung wird bei diesen Medikamenten durch die Kombination der Wirkstoffe Acetylsalicylsäure, Paracetamol und Koffein herbeigeführt. Jeder dieser Wirkstoffe hat für sich gesehen eine gute Wirkung. In der Kombination ergänzen sich die Substanzen allerdings „überadditiv", das heißt: Für dieselbe Wirkung ist deutlich weniger Wirkstoff nötig als bei einem Präparat mit nur einem Wirkstoff. Nach heutigem Kenntnisstand verstärkt der Zusatz von Koffein die Schmerzlinderung um 40 bis 60 Prozent. Die Grundlage für diese Verstärkung der Wirkung konnte in modernen gentechnischen Untersuchungen entschlüsselt werden. Bei diesen Kombinationspräparaten werden mehrere Wege der körpereigenen Schmerzaktivierung unterbrochen, was als so genanntes pleiotropes Wirkprinzip bezeichnet wird.

Auf diese Weise wird auch eine Verbreiterung des Wirkungsspektrums gegenüber Monopräparaten erreicht. Da fast jeder Betroffene unterschiedliche Kopfschmerzformen im Laufe seines Lebens haben kann, ist ein solches breit gefächertes Wirkungsspektrum aus medizinischer Sicht sehr sinnvoll.

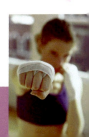

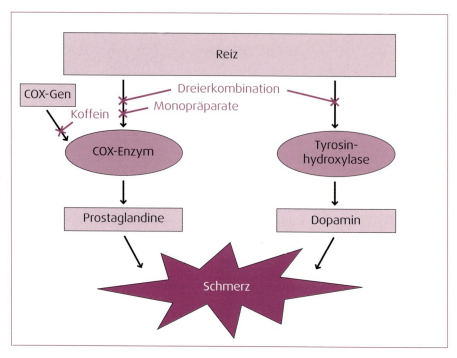

Die Wirkung von Schmerzmitteln und Schmerzmittelkombinationen können auf Ebene der Nervenzellen erklärt werden. Monopräparate wie Acetylsalicylsäure (ASS), aber auch Ibuprofen, hemmen die Aktivität des Enzyms Cyclooxygenase (COX-Enzym), wodurch die Bildung von Schmerzbotenstoffen (Prostaglandine) unterbunden wird. Für Paracetamol wird ein ähnlicher Wirkmechanismus angenommen.

Koffein greift bereits vorher in das Schmerzgeschehen ein, indem es vorübergehend die Bildung der Cyclooxygenase verhindert. Durch die verschiedenen Wirkmechanismen zeigt die Dreierkombination von ASS, Paracetamol und Koffein im Vergleich zu ASS oder Paracetamol allein eine deutlich stärkere Wirkung. Zudem wurde für die Kombination von ASS, Paracetamol und Koffein ein weiterer Angriffspunkt entdeckt, das Enzym Tyrosinhydroxylase. Anders als ASS und Paracetamol allein hemmt die Dreierkombination auch dieses Enzym. Somit entsteht weniger des Botenstoffs Dopamin, der ebenfalls am Schmerzgeschehen beteiligt ist.

Dies bedeutet, die Kombination entfaltet ihre therapeutische Wirkung auf verschiedenen Ebenen der Schmerzentstehung. Dadurch werden Schmerzen besonders effektiv gehemmt und auch viele unterschiedliche Arten von Schmerzen gelindert.

Gleichzeitig ist eine Verminderung der Menge der Einzelwirkstoffe (zum Beispiel Acetylsalicylsäure ist nur zur Hälfte der ansonsten üblichen Dosis vertreten) günstig für eine gute Verträglichkeit.

Ganz aktuell liegen die Ergebnisse der weltweit bisher größten Studie vor, die in Deutschland durchgeführt wurde und an der über 1700 Patienten teilnahmen. Dabei konnte gezeigt werden, dass die Kombination von drei Wirkstoffen – nämlich Acetylsalicylsäure und Paracetamol plus Koffein – die besten Ergebnisse erzielte und Zweierkombination sowie Einzelsubstanzen deutlich überlegen ist.

Ingesamt gesehen soll ein gutes Schmerzmittel zuverlässig und schnell wirken, möglichst keine Nebenwirkungen und ein breites Wirkspektrum haben. Bisher wurde allerdings noch kein einziges Präparat gefunden, das diese Bedingungen erfüllt - daher ist die Kombination die wissenschaftliche Antwort auf diesen Wunsch.

■ Wirksam bei Dauer-Kopfschmerzen: Das Schmerzgedächtnis löschen

Bei häufig auftretenden Schmerzen gehört die Behandlung unbedingt in ärztliche Hände, um den Teufelskreis der Schmerzen zu durchbrechen. Denn lang anhaltende Schmerzen hinterlassen eine Spur in Gehirn und Rückenmark: Sie brennt sich förmlich im Nervensystem ein. Dieser Prozess wird in der Medizin als Schmerzgedächtnis bezeichnet: Die Nervenzellen signalisieren immer noch das Gefühl „Schmerz" an das Gehirn, obwohl die eigentliche Ursache längst beseitigt ist. Diese Aktivität der Nervenzellen muss also unterbunden beziehungsweise deaktiviert werden, was mit Hilfe entsprechender Schmerzmittel geschieht. Je früher dabei mit der Behandlung begonnen wird, desto wahrscheinlicher ist es, diese Gedächtnisinhalte möglicherweise zu löschen beziehungsweise gar nicht erst entstehen zu lassen. Dieser Vorgang wird in der Schmerztherapie

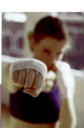

auch als „Dekonditionierung" bezeichnet. Das heißt: Immer wiederkehrende und später sogar eingefahrene Schmerzabläufe werden zielgerichtet unterbrochen, so dass der Betroffene für Stunden oder Tage keine Schmerzen mehr spürt. Auf diese Weise lernt der Patient langsam wieder, seinen Alltag zu bewältigen, ohne dabei Schmerzen zu verspüren. Nach einer Weile setzen auch die körpereigenen Systeme zur Schmerzhemmung wieder ein, was mit Sicherheit der größte Erfolg in der Schmerztherapie ist.

Während der schmerztherapeutischen Behandlung hat sich auch das Führen eines Kopfschmerztagebuchs als äußerst hilfreich erwiesen (Beispielseiten siehe Umschlag-Innenseiten hinten; zu beziehen beim Forum Schmerz im Deutschen Grünen Kreuz e.V., Adresse siehe Seite 94). In diesem speziellen Kalender kann der Patient alle wesentlichen Informationen schriftlich festhalten, um dem Arzt beispielsweise die weitere Vorgehensweise zu erleichtern. Allerdings verzichten wir auf ein Kopfschmerztagebuch bei stabilen Verhältnissen und einer funktionierenden Therapie, denn wer möchte schon laufend an sein Leiden erinnert werden.

Darüber hinaus werden alle Verhaltensweisen beim Patienten verstärkt, die zu einer tiefgehenden Entspannung beitragen (siehe Seite 41). Eine Schmerztherapie umfasst also nicht nur das Verordnen von Medikamenten, sondern auch das Verordnen bestimmter Verhaltensmuster, die den Betroffenen dabei helfen, ihr Leben wieder schmerz- und angstfrei genießen zu können.

Die wichtigsten Kopfschmerzarten

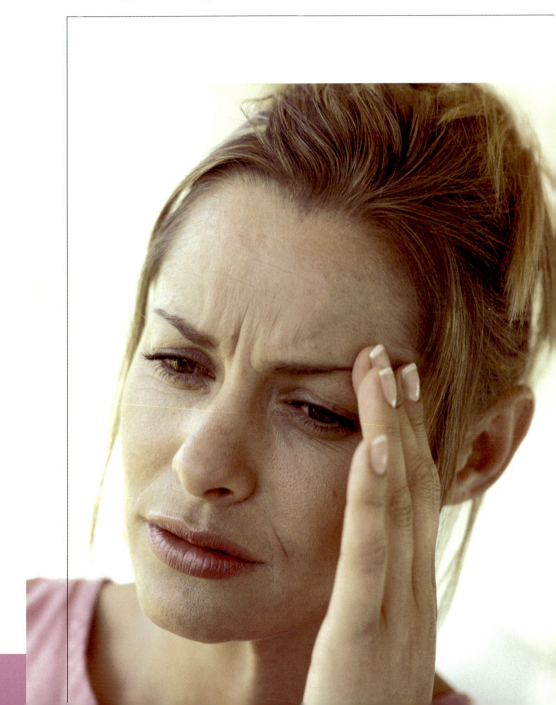

Eines der Grundprinzipien unserer Medizin besteht darin, die Krankheiten möglichst genau voneinander zu trennen und zu beschreiben, also zu klassifizieren. Sobald nämlich „das Kind beim richtigen Namen genannt wird", fällt das Verordnen einer speziellen Therapie sehr viel leichter, weil diese wiederum genau auf die jeweilige Krankheit zugeschnitten ist.

In den vergangenen Jahrzehnten versuchte man zunächst die Kopfschmerzen nach ihren Ursachen zu klassifizieren und mit entsprechenden Begriffen zu versehen. Ein Beispiel: Der Begriff „menstruelle Migräne" beschreibt, dass bei Frauen die Migräneanfälle gehäuft während bestimmter Phasen ihrer Periode auftreten. Diese Tatsache wiederum ließ vermuten, dass ein enger Zusammenhang zwischen den Migräneattacken und den hormonellen Veränderungen im weiblichen Körper besteht. Diese Diagnose hätte jedoch zur Folge, dass durch eine entsprechende Hormonbehandlung die Migräne verschwinden würde. Immerhin haben viele Frauen, die sonst an Migräne leiden, während der Schwangerschaft tatsächlich keinerlei Beschwerden. Außerdem ging man davon aus, dass bei Frauen in den Wechseljahren eine „hormonelle Stabilisierung" eintritt, wodurch auch die Migräneanfälle ein Ende hätten. All diese Beobachtungen und Vermutungen führten jedoch nicht in allen Fällen weiter, da in zahlreichen therapeutischen Versuchen die Einnahme von Hormonpräparaten nicht zu einer anhaltenden Besserung der Beschwerden führte.

Schon dieses kleine Beispiel zeigt die Problematik einer Klassifikation von Kopfschmerzen, die sich an möglichen Ursachen oder Auslösern orientiert. Aus diesem Grund haben sich internationale Kopfschmerzexperten auf ein anderes, wesentlich zuverlässigeres Diagnosesystem geeinigt: Heutzutage sortiert man die verschiedenen Kopfschmerzformen eher wie beispielsweise ein Sammler seine Schmetterlinge über Form und Farbe der Flügel, Anzahl der Beine usw. Die verschiedenen Kopfschmerzformen werden also weitestgehend nach ihren Symptomen klassifiziert.

Brandaktuell wurde das ganze System auf der 15. Tagung der Internationalen Kopfschmerz-Gesellschaft (International Headache Society; IHS) in Rom nochmals überarbeitet und im Jahr 2003 veröffentlicht. Darin wird nun auch beispielsweise die vorher ignorierte tägliche Migräne in die Liste der Kopfschmerzformen aufgenommen.

Damit verringern sich auch Irrtümer in der Beurteilung, aus welchen Gründen der Kopfschmerz entstand. Allerdings kann es auch in diesem Klassifizierungsverfahren manchmal zu unterschiedlichen Auffassungen über den wahren Grund der Kopfschmerzen kommen. Wenn Sie beispielsweise mit Ihren Beschwerden zu verschiedenen Ärzten gehen, werden Sie vermutlich ebenso verschiedene Meinungen zu hören bekommen: Für den Orthopäden ist ein schief stehender Wirbel die auslösende Ursache der Kopfschmerzen, für den Augenarzt die überanstrengten Augen, für den Psychosomatiker liegen die Gründe in einer belastenden Situation. So gesehen, hat jede Fachgruppe ihre eigene Sicht auf die Schmerzen im Kopf - in den verschiedenen Fachbereichen existieren weit über 240 fest definierte Formen von Kopfschmerzen! Bei vielen meiner Kopfschmerzpatienten fanden sich beispielsweise häufig folgende Diagnosen in der Biografie:

- chronische Nasennebenhöhlenentzündung
- Nasenscheidewand schief
- „Fokus" an den Zähnen (zum Beispiel Entzündung an der Zahnwurzel)
- Störung und „Abnutzung" der Halswirbelsäule
- depressives Syndrom bei Partnerschaftskonflikt.

Die anschließende Beschreibung der häufigsten Kopfschmerzarten informiert Sie nicht nur über den aktuellen Wissensstand der Schmerzforschung, sondern auch darüber, wann ein Arztbesuch fällig ist, wie die optimale Behandlung aussieht und welche Maßnahmen Sie selbst ergreifen können, um Ihre Beschwerden zu lindern.

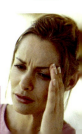

Die wichtigsten Kopfschmerzarten

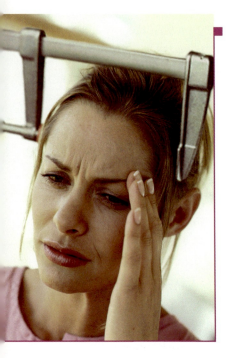

Spannungskopfschmerz

Was ist das?

Der episodische, also gelegentliche Spannungskopfschmerz tritt meistens stunden- oder tageweise (an ein, zwei Tagen im Monat) auf. Von einem chronischen Spannungskopfschmerz spricht man, wenn die Beschwerden an mehr als 15 Tagen im Monat oder an mehr als 180 Tagen im Jahr (siehe auch Seite 20) auftreten, wobei im Extremfall die Schmerzen sogar täglich zu spüren sind: dumpf-drückend oder bohrend – als klemme der Kopf in einem Schraubstock. Der Schmerz geht oft vom Nacken aus, zieht zu beiden Kopfseiten oder bis zur Stirn hin, wobei er dennoch im ganzen Kopf spürbar ist. Bei körperlicher Aktivität wird er nicht stärker. In der Regel sind die Betroffenen arbeitsfähig, wenn auch in ihrer Leistungsfähigkeit deutlich eingeschränkt.

Etwa 40 bis 50 Prozent der Deutschen leiden unter gelegentlichen Spannungskopfschmerzen: in jedem Alter, Männer ebenso wie Frauen. Der chronische Spannungskopfschmerz peinigt etwa zwei bis drei Prozent der Bevölkerung, wobei die 25- bis 30-Jährigen am meisten davon betroffen sind.

Wie entsteht er?

Der Begriff „Spannungskopfschmerz" leitet sich eigentlich von muskulären Verspannungen ab, da man lange Zeit annahm, dass die Schmerzen durch eine stark verspannte Nacken- oder Schultermuskulatur ausgelöst würden. Trotz modernster Messinstrumente konnte aber keine erhöhte Muskelspannung in diesen Körperregionen nachgewiesen werden. Dennoch weist das Wort Spannung möglicherweise genau auf den Zustand hin, der als Auslöser für diesen Kopfschmerztyp in Frage kommen kann. Denn oftmals sind es tatsächlich Momente, in denen wir uns fühlen, als wären wir an einen Hochspannungsmast angeschlossen: Viele Dinge kommen gleichzeitig auf uns zu, wir versuchen uns zu konzentrieren, um keine Fehler zu machen. Und natürlich möchten wir die anstehenden Aufgaben auch schnell und effizient erledigen. Dabei arbeitet unser Körper auf Hochtouren: Chemische Substanzen, die Impulse zwischen den Nervenzellen übertragen - die Neurotransmitter - wirbeln durch das Gehirn, alles ist in Alarmstimmung. Die Nebennierenrinde spielt auch verrückt und schüttet Stresshormone aus, die unter anderem direkt auf den Blutzucker und den Blutdruck wirken. Und in diesem Fortissimo der endokrinen Drüsen reagieren unser Gehirn sowie die Blutgefäße, die es versorgen, mit äußerster Sensibilität. Natürlich geht dieser Aufruhr im Körper auch nicht spurlos an all den anderen Organen vorbei - mit dem finalen Ergebnis, dass der Kopf zu schmerzen beginnt. Dies ist sozusagen der Schlussakkord im Konzert der dabei beteiligten Organsysteme.

Darüber hinaus gibt es beim Spannungskopfschmerz auch eine familiäre Häufung. Das liegt einerseits daran, dass die Bereitschaft, unter bestimmten Umständen Kopfschmerzen zu bekommen, vererbt werden kann. Andererseits besteht die Möglichkeit, bestimmte Verhaltensweisen von den Eltern zu übernehmen: Wenn beispielsweise ein Kind häufig erlebt, dass Papis Klagen über Kopfschmerzen mit positiven Reaktionen seitens der Familienangehörigen verbunden ist, kann dieses Verhalten kindliche Lernprozesse in Gang setzen. Das Kind lernt dann möglicherweise, dass es Kopfschmerzen „braucht", um die Aufmerksamkeit der Erwachsenen zu erlangen.

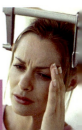

> **Die häufigsten Auslöser von Spannungskopfschmerzen**
>
> Obwohl es der Schmerzmedizin bislang leider noch nicht gelungen ist, hochsensible Messinstrumente zu entwickeln, um am lebenden Menschen den wahren Ursachen von Kopfschmerzen auf die Spur zu kommen, gibt es ein paar Auslöser für Spannungskopfschmerzen, die von ärztlicher Seite immer wieder beobachtet und bestätigt werden können. Dazu zählen
>
> ▸ belastende Wetterlagen (zum Beispiel Föhn) oder plötzliche Wetterumschwünge bei wetterfühligen Menschen
> ▸ Stress
> ▸ Schlafmangel
> ▸ Nikotin- und Alkoholmissbrauch
> ▸ hormonelle Schwankungen
> ▸ starke körperliche Anstrengung
> ▸ Flüssigkeitsmangel, Hunger
> ▸ Verspannungen im Schulter- und Nackenbereich zum Beispiel als Resultat von Fehlhaltungen
> ▸ zu niedriger oder zu hoher Blutdruck
> ▸ Aufenthalt in extremen Lagen (Höhe, Tiefe, Reizklima).

■ Was rät der Arzt?

Aufgrund der Unsicherheit über die wirkliche Ursache der Kopfschmerzen sind die möglichen therapeutischen Empfehlungen auch entsprechend weit gesteckt. Generell werden von der Deutschen Migräne- und Kopfschmerzgesellschaft alle Methoden empfohlen, bei denen der Patient einen aktiven Beitrag leisten kann, um seine Kopfschmerzen wieder los zu werden. Passive Verfahren wie zum Beispiel Massage hingegen bergen die Gefahr in sich, eine Chronifizierung des

Schmerzes zu begünstigen, da der Patient die Kompetenz über sein Krankheitsgeschehen an seine Therapeuten abgibt. Meist empfiehlt der Arzt ein individuell zusammengestelltes „Bündel" von Aktivitäten, die in der Regel zu einer deutlichen Linderung der Anfälle führen. Dazu zählen in erster Linie bestimmte Verfahren, die ohne den Einsatz von Medikamenten auskommen und/oder Schmerzmittel, die auf die spezifische Art der Kopfschmerzen zugeschnitten sind.

Entspannungstherapien

Bei uns im Schmerzzentrum Berlin werden zahlreiche Verfahren angeboten, die auf mentaler und körperlicher Ebene umfassende Entspannungsprozesse in Gang setzen. Dennoch sind nicht alle Methoden für die Behandlung von Kopfschmerzen gleichermaßen gut geeignet, geschweige denn deren wissenschaftliche Wirksamkeit nachgewiesen. Deshalb empfehle ich meinen Patienten in der Regel die beiden folgenden Entspannungsverfahren, da sie sowohl einer Wirksamkeitsprüfung standhalten konnten als auch von den Patienten einfach und problemlos zu Hause durchzuführen sind.

▶ Die Progressive Muskelrelaxation nach Jacobson ist ein wissenschaftlich gut untersuchtes Entspannungsverfahren. Bei dieser Technik lernt der Teilnehmer, sich einerseits bewusst in einen tiefen Entspannungszustand zu versetzen und andererseits auch den Unterschied zwischen Anspannung und Entspannung wahrzunehmen. Durch das häufige und regelmäßige Üben lernen die Betroffenen aber vor allem, ihre inneren Fühler zu sensibilisieren, um schon bei den ersten Anzeichen von Verspannung rasch und zuverlässig dagegen zu steuern. Diese Methode kann sehr gut alleine erlernt und praktiziert werden. Man braucht dazu lediglich die entsprechenden Anweisungen, die es als CD oder MP 3 (ein Hörformat für den Computer) zu kaufen gibt.

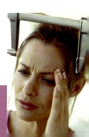

▶ Das aus Indien stammende Yoga ist ebenfalls eine hervorragende Methode zum Entspannen. Beispielsweise haben meine Kopfschmerz-Patienten die Möglichkeit, Yoga in unserem therapeutischen Zentrum (Adresse siehe Seite 94) zu erlernen. Aber auch örtliche Vereine, Volkshochschulen oder Fitness-Studios bieten fortlaufende Yogakurse unter Leitung ausgebildeter Fachkräfte an. Wichtig ist, dass die Körperstellungen (sie werden in der Yoga-Fachsprache Asanas genannt) und Atemübungen dieser uralten Gesundheitslehre auf unsere westlichen Bedürfnisse zugeschnitten sind. Denn jeder Betroffene sollte ausprobieren können, welche Übung ihm gut bekommt und womit er für seine Beschwerden die besten Erfolge erzielt. Beim Praktizieren von Yoga gibt es deshalb nur eine Faustregel: Sie sollten sich mit Hilfe der Übungen optimal entspannen und gut fühlen. Wir vermeiden ganz deutlich eine ideologische Befrachtung dieser Behandlungsform, die man im Rahmen einer Einzelbehandlung erlernen sollte.

Und natürlich entfalten die Übungen beider Entspannungsverfahren erst dann ihre positive Wirkung, wenn sie regelmäßig und häufig gemacht werden.

Die Behandlung mit Medikamenten

Viele Menschen kennen sie und haben sie schon einmal benutzt – die berühmte Kopfschmerztablette. Allein die Lufthansa gibt jährlich wohl an die zwei Millionen davon an ihre Fluggäste aus. Als „Mann vom Fach" habe ich mir deshalb ein kleines Spiel ausgedacht, um herauszufinden, welche Mittel im Fall der Fälle angeboten werden: Da ich viel auf Reisen bin, frage ich an den Rezeptionen der Hotels nach einem Kopfschmerzmittel. Es ist für mich jedes Mal spannend, was mir da alles äußerst hilfsbereit empfohlen wird!

Frei verkäufliche Kopfschmerzmittel
Meine Empfehlungen zur Behandlung gelegentlicher Spannungskopfschmerzen orientieren sich an den Richtlinien der Deutschen Migräne- und Kopfschmerzgesellschaft (DMGK), wie ich sie bereits auf Seite 30 beschrieben habe. Demnach kommen für die Selbstbehandlung als Mittel der ersten Wahl Kombinationspräparate in Frage, die die Wirkstoffe Acetylsalicylsäure (ASS), Paracetamol und Koffein enthalten. Monopräparate, die nur einen Wirkstoff enthalten wie Acetylsalicylsäure oder Ibuprofen sind ebenfalls empfehlenswert. An dritter Stelle würde ich zu Monopräparaten mit Paracetamol raten.

Kombinationspräparate bestehen aus einer sinnvollen Zusammenstellung einzelner Wirkstoffe. Solche Wirkstoffkombinationen unterliegen strengen Regeln, die vom Gesetzgeber vorgegeben sind:

▶ Jeder Wirkstoff muss seine eigene Wirkung nachgewiesen haben.
▶ Die Wirkstoffe gemeinsam müssen besser wirken als jeder Einzelwirkstoff allein, oder
▶ das Risiko von Nebenwirkungen sollte in der Kombination geringer sein als beim Einzelwirkstoff in höherer Dosierung.

All diese Anforderungen treffen auf die Wirkstoffkombination aus ASS, Paracetamol und Koffein zu. ASS und Paracetamol ergänzen sich durch einen unterschiedlichen Wirkmechanismus. Das Koffein verbessert die Wirksamkeit und verstärkt die rasche Aufnahme in den Körper. Anders betrachtet, ergibt sich gegenüber den Einzelsubstanzen ASS und Paracetamol bei gleicher Wirkung eine geringere Dosierung der Wirkstoffe mit den damit verbundenen Vorteilen in Bezug auf die dosisabhängigen Nebenwirkungen.
Fazit: Diese wirklich moderne und hochwirksame Kombination an Wirkstoffen finden Sie beispielsweise in Thomapyrin®.

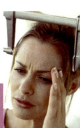

Zu den Kopfschmerzmitteln, die nur einen Wirkstoff enthalten (Monopräparate), möchte ich zu bedenken geben, dass diese frei verkäuflichen Einzelwirkstoffe für sich gesehen sehr gut sind, aber meist nicht bekannte Risiken in sich bergen:

Den Handelsnamen „Aspirin®" kennt sicherlich jeder, denn es ist das am häufigsten verwendete frei verkäufliche Medikament mit dem bewährten Wirkstoff Acetylsalicylsäure (ASS). Allerdings schlagen einige Experten hinsichtlich dieses Wirkstoffs Alarm, denn der unkritische und sehr häufige Einsatz birgt einige Gefahren in sich: Zunächst kann es häufig zu Magenentzündungen bis zur flächenhaften Blutung kommen, da das ASS die magenschützende Schicht schwächt. Andererseits kommt es zu einer Hemmung der Blutgerinnung, die man noch eine Woche nach Einnahme einer einzigen Tablette nachweisen kann.
Fazit: **Ein guter Wirkstoff, den man nicht so hoch dosieren sollte.**

Paracetamol findet insbesondere in der Kinderheilkunde Verwendung. Aber auch bei Kopfschmerzen wird es von vielen Betroffenen eingesetzt. Es hat ein kleines „therapeutisches Fenster" – das bedeutet, dass es in höheren Dosierungen schwere Leberschäden auslösen kann und daher auch mit Vorsicht zu „genießen" ist.
Fazit: **Ein guter Wirkstoff, den man ebenfalls nicht so hoch dosieren sollte.**

Das Ibuprofen wird nicht nur als Tablette, sondern auch als Zäpfchen angeboten. Die Verwendung von Zäpfchen bedeutet keineswegs, dass der Magen geschont wird, denn die Schädigung der selbstschützenden Schicht ist eine Wirkung des Medikamentes, wenn es in den Körper aufgenommen wird, egal wo. Andererseits ist der Ort des Geschehens, der Enddarm, nicht für die Aufnahme von Medikamenten von der Natur konzipiert, daher sprechen Pharmakologen hier von einer äußerst unsicheren Resorption, die auch von Fall zu Fall sehr schwanken kann.

Fazit: Die Tabletten sind ein gutes Schmerzmittel, das rasch aufgenommen wird und auch bei Heranwachsenden in niedrigen Dosierungen ein guter Helfer sein kann.

Zusammenfassend möchte ich festhalten, dass sämtliche hier beschriebenen Wirkstoffe wie sie in Mono- oder Kombinationspräparaten enthalten sind, bei richtiger Anwendung allesamt wirksam, sicher und verträglich sind. Lediglich bei Überdosierung und Dauergebrauch sind gesundheitliche Risiken zu befürchten.

Verschreibungspflichtige Arzneimittel
Bereits vor dem ersten Arztbesuch lohnt es sich, ein Kopfschmerztagebuch anzulegen, um darin die Häufigkeit und Intensität der Anfälle schriftlich festzuhalten. Außerdem sollte unbedingt aufgezeichnet werden, welches (frei verkäufliche oder von einem anderen Arzt verordnete) Medikament mit welchem Erfolg eingenommen wurde (siehe Umschlag-Innenseite hinten). Aus diesen Aufzeichnungen kann der behandelnde Arzt viele wertvolle Hinweise für seine weitere Vorgehensweise gewinnen. Beispiel: Sind die Anfälle von Spannungskopfschmerz zu häufig und lassen sich anders nicht reduzieren, wird eine medikamentöse Prophylaxe (Vorbeugung) empfohlen. Dabei verwenden wir in erster Linie Substanzen, die lange Zeit als Antidepressiva galten. Wie in modernen wissenschaftlichen Studien nachgewiesen wurde, aktiviert eine deutlich niedrigere Dosierung dieser Wirkstoffe die körpereigene Schmerzabwehr. Die in Antidepressiva enthaltenen Wirkstoffe Amitryptilin oder Doxepin können dabei helfen, das bereits entstandene Schmerzgedächtnis zunächst zu blockieren und es im Laufe einer ausreichend langen Therapie auch zu löschen, so dass die Nervenzellen ihr normales Aktivitätsniveau wieder erhalten. Daher ist eine kurartige Anwendung von vier bis sechs Monaten zu empfehlen. Gleichzeitig helfen diese Substanzen – hier besonders das Doxepin – erholsamer zu schlafen, da die einzelnen Schlafphasen (Tiefschlaf- und Traumphasen) nicht unterbrochen werden.

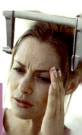

Fazit: Schon nach zwei bis drei Wochen fühlen sich die Betroffenen insgesamt besser und erleben wieder schmerzfreie Tage – und das mit minimalen Risiken für den Körper.

■ Was kann man selbst tun?

Auch wenn Kopfschmerzen sich nicht immer vermeiden lassen, im Fall der Fälle kann man einiges tun, um sich selbst wirkungsvoll zu helfen. Und sicherlich können Sie auch im Vorfeld schon dafür sorgen, dass der unangenehme Kopfschmerz gar keine Chance hat.

- Regelmäßig abschalten und mit schönen Dingen entspannen, denn Auszeiten beugen körperlichen und seelischen Belastungen vor und lindern den Schmerz.
- Mindestens 1,5 Liter täglich trinken – am besten Mineralwasser mit wenig Kohlensäure – und auf geregelte Mahlzeiten achten. Denn sowohl Flüssigkeitsmangel als auch ständige Hungergefühle können zu Kopfschmerzen führen.
- Genussmittel wie Alkohol in Maßen konsumieren und das Rauchen möglichst ganz abgewöhnen, denn Alkohol und Nikotin sind Mitauslöser von Kopfschmerzen.
- Zu wenig Schlaf vermeiden, wenn machbar, den täglichen kurzen Mittagsschlaf einplanen.
- Am Computer öfter mal eine Pause einlegen und auf gute Beleuchtung achten – das schützt vor stundenlangen „Zwangshaltungen" und überanstrengten Augen. Außerdem sollten sich Schreibtisch und Stuhl sowie die Höhe und der Neigungswinkel des Monitors auf die Körpergröße einstellen lassen – auch das schützt vor Kopfschmerzen aufgrund von stundenlangem falschem Sitzen.

- ▸ Mehrmals täglich lüften und in der Mittagspause einen Spaziergang machen. Das beugt Sauerstoffmangel vor und macht den Kopf frei. Regelmäßig Sport treiben, um den Kreislauf zu stabilisieren und den Blutdruck zu normalisieren.
- ▸ Lärm und ständige Geräuschkulisse vermeiden, denn das macht nervös und kann zu Kopfschmerzen führen.
- ▸ Manchmal kann das Einreiben von Pfefferminzöl auf der Schläfenpartie wohltuende Erleichterung verschaffen.
- ▸ „NEIN!" sagen kann man lernen! Wenn man etwas nicht tun will oder keine Zeit dafür hat, sollte man das auch ausdrücken – das schützt vor Überlastung und Anspannung.
- ▸ Dem eigenen Rhythmus folgen! Denn man muss nicht immer alles gleich erledigen – so manche Angelegenheit kann auch locker zu einem späteren Zeitpunkt und mit mehr Muße bewerkstelligt werden.
- ▸ Den Alltag mehr genießen! Zum Beispiel bei einem schönen Essen im Restaurant, selbst oder mit Freunden zubereitet und in angenehmer Atmosphäre eingenommen – das schafft Wohlbefinden und es werden körpereigene Glückshormone ausgeschüttet, welche die Schmerzschwelle zu Ihren Gunsten verändern können.

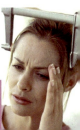

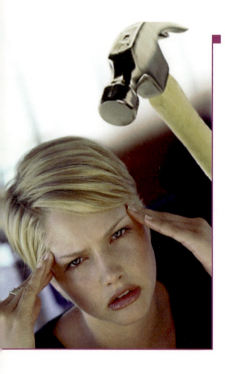

Migräne

Was ist das?

Es wird geschätzt, dass etwa acht bis zwölf Prozent der bundesdeutschen Bevölkerung von Migräneanfällen gepeinigt werden - nach dem Spannungskopfschmerz die wohl häufigsten Beschwerden. Und Frauen sind zwei bis drei Mal häufiger davon betroffen als Männer.

Typische Migränesymptome sind heftige Schmerzen, die meist einseitig auftreten und als pulsierend bis pochend beschrieben werden. Die Attacken gehen häufig mit Licht-, Lärm- und Geräuschempfindlichkeit sowie mit Übelkeit bis hin zum Erbrechen einher. Der Kopfschmerz verstärkt sich bei körperlicher Aktivität, was mitunter das auffälligste Unterscheidungsmerkmal zum Spannungskopfschmerz ist. Normale Alltagsarbeiten sind kaum mehr möglich, oft bleibt den Gepeinigten nur der Rückzug ins abgedunkelte Schlafzimmer.

„Sie nimmt sich wieder ihre Migräne!" – keine der hier beschriebenen Kopfschmerzarten ist mit so vielen Vorurteilen behaftet wie die Migräne. Da besonders Frauen davon betroffen sind, hielt man sie für ein typisches Frauenleiden, das für den berühmten Schriftsteller Erich Kästner bestenfalls eingebildet war: „Migräne sind Kopfschmerzen, auch wenn man gar keine hat."

Wissenschaftlich erwiesen ist aber, dass dieser quälende Kopfschmerz sehr wohl eine handfeste Erkrankung ist. Und mehr noch: Migräne ist nicht nur ein

Kopfschmerz. Auch der Magen-Darm-Trakt reagiert überempfindlich, was sich durch Übelkeit und Erbrechen bemerkbar macht. Nach neuesten Erkenntnissen ist der Kopfschmerz also lediglich das Symptom einer Erkrankung, die sich im Gehirn abspielt. Genauer gesagt funktionieren die Nervenzellen im Gehirn nicht richtig, was bei einer Migräneattacke beispielsweise auch zu Wortfindungs- und Konzentrationsstörungen führen kann.

Hinsichtlich seiner Intensität und Ausprägung gibt es zwei Arten von Migräne: Bei einer Migräne ohne Aura kommt der Kopfschmerz langsam und entwickelt sich pulsierend immer weiter bis zu seinem Maximum. Ungefähr zehn Prozent der Betroffenen leiden allerdings an einer Migräne mit Aura. Unter Aura verstehen wir in diesem Zusammenhang die bereits oben erwähnten neurologischen Ausfallerscheinungen des Gehirns – es entstehen Sehstörungen, Taubheit um den Mund bis hin zu Lähmungserscheinungen, die ungefähr eine Stunde vor Einsetzen der Kopfschmerzen auftreten. Diese gelten zwar als nicht bedrohlich, dennoch können sie große Ängste auslösen.

Aus neurologischen Kliniken berichtet man, dass jährlich bis zu 40 Patienten in eine solche eingewiesen werden mit der Verdachtsdiagnose eines Schlaganfalls. Dabei handelt es sich in diesen Fällen meist um eine Migräne mit Aura.

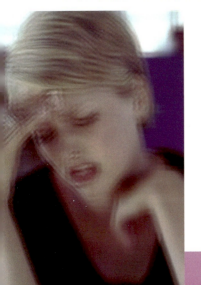

In seltenen Fällen gibt es sogar eine Migräne mit Aura, die ohne Kopfschmerzen auftritt, was den so Gepeinigten sicherlich Anlass zur Sorge um die Gesundheit ihres Gehirns gibt. Untersuchungen an Tieren ergaben, dass es bei der Aura tatsächlich zu einer allgemeinen Dämpfung der elektrischen Hirnaktivität kommt, die langsam über die gesamte Hirnrinde wandert. Eine Behandlung haben wir dafür aber noch nicht.

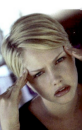

■ Wie entsteht sie?

In der Vergangenheit gab es zur Entstehung der Migräne unterschiedliche Theorien, wobei einige wesentliche Aspekte in den vergangenen Jahren aufgeklärt werden konnten. So herrscht im Moment die Auffassung, dass die Anfälle aufgrund elektrischer und biochemischer Störungen in Strukturen des Zentralnervensystems entstehen. In der Folge kommt es zu einer Gefäßerweiterung und Entzündung im Bereich der Hirnhäute und -gefäße. Bereits Mitte des vergangenen Jahrhunderts entdeckte man, dass es einen Stoff im Serum („das Dünne vom Blut") gibt, der offensichtlich an der Steuerung des Tonus (der „Wandspannung") der Gefäße beteiligt ist. Dieser Stoff wurde Serotonin genannt. Das Serotonin spielt eine entscheidende Rolle bei der Aufrechterhaltung eines konstanten Druckes in unserem Kopf: Ganz egal, ob Sie hinter der Straßenbahn her rennen oder auf dem Mount Everest stehen – dieses System kontrolliert und stabilisiert den Druck im Gehirn aufs Genaueste. Dafür sind verschiedene Konzentrationen und wahrscheinlich auch verschiedene Subtypen (Unter-Arten) des Serotonins mit verantwortlich. Dieses Serotonin ist auch bei der Entstehung einer Entzündung an den Gefäßwänden beteiligt.

Aufgrund eines bisher nicht geklärten Mechanismus – vermittelt über Nervenfasern des Trigeminus, also über elektrische Aktivitäten – wird das Serotonin bei einem Migräneanfall jedoch plötzlich abgebaut. Die Folge: Es befindet sich nichts mehr davon im Serum, das den Tonus der Gefäße kontrolliert – stattdessen ist es übermäßig viel im Urin enthalten. Dieses Abbauprodukt, die Hydroxyindolessigsäure, konnte bei Migräne-Patienten in großen Mengen nachgewiesen werden, was gleichzeitig auch der Beweis dafür ist, dass die Migräne keine eingebildete Krankheit ist. Gleichzeitig ist das Serotonin mit anderen Botenstoffen an der Entstehung einer Entzündung an den Blutgefäßen im Gehirn beteiligt, die ebenfalls bei einem Migräneanfall eine wichtige Rolle spielt.

Nach Entdeckung dieses Mechanismus konnten sich Mediziner auch die Wirkung einiger migränespezifischer Therapeutika erklären. Neben entzündungshemmenden Wirkstoffen, die man sich selber kaufen kann, wurden von den Ärzten im vergangenen Jahrhundert Ergotamine verschrieben, die offensichtlich teilweise eine ähnliche Wirkung wie das körpereigene Serotonin hatten. Allerdings war deren Wirkung äußerst unspezifisch und einige Abbauprodukte des Ergotamins konnten selbst Kopfschmerzen und andere migränetypische Symptome auslösen. So berichteten viele Ergotamin-Anwender, dass der Migränekopfschmerz zwar reduziert sei, aber sie für einige Tage das Gefühl hatten, „neben sich zu stehen".

Mitte der siebziger Jahre gelang es dann, aus den Ergotaminen einen weiteren Wirkstoff zu entwickeln: die so genannten Triptane. Diese imitieren bei einem Migräneanfall das fehlende körpereigene Serotonin und können somit die auftretenden Symptome rasch und zuverlässig reduzieren. Bis heute gelten diese Medikamente als Mittel der ersten Wahl bei mittelschweren bis schweren Migräneattacken, insbesondere dann, wenn einfache, frei verkäufliche Schmerzmittel nicht mehr ausreichen (siehe auch Seite 55).

Im Jahr 2004 wurde ein Großteil der Ergotaminpräparate allerdings vom Markt genommen. In Deutschland ist derzeit nur noch das rezeptpflichtige Migräne-Kranit akut® zu erhalten.

Bestimmte Reize können eine Migräne auslösen

Was genau eine Migräneattacke verursacht, ist leider immer noch nicht bekannt. Fest steht aber, dass die Anfallsbereitschaft dafür genetisch bedingt ist, wobei es eine Vielzahl individueller Reize, so genannte Triggerfaktoren gibt, die die gefürchteten Kopfschmerzen auslösen beziehungsweise Vorboten für einen drohenden Anfall sein können. Oft kommen auch mehrere Reize zusammen,

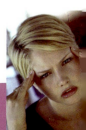

die dann den Schmerz erzeugenden Prozess im Gehirn in Gang setzen. Man denkt auch, dass das Gehirn des Migräne-Betroffenen immer auf einer höheren Aktivitätsstufe arbeitet, als das des Nicht-Betroffenen. Im Anfall nimmt das Gehirn dann den Normalzustand an, bevor sich kurz danach die Spannung wieder aufbaut wie bei einem Kondensator, der sich regelmäßig entladen möchte.

> **Zu den bisher bekannten und häufigsten Triggerfaktoren zählen**
> - hormonelle Veränderungen, insbesondere die Menstruation
> - psychische Belastungen wie Stress, Schock, Erregung, Traurigkeit, Ängste und Sorgen
> - körperliche Überanstrengung oder das Tragen schwerer Gewichte
> - geistige Erschöpfung
> - plötzliche Veränderungen im Alltag wie ein gestörter Schlaf-Wach-Rhythmus, andere Gewohnheiten am Wochenende oder dergleichen
> - klimatische Faktoren wie Wetterumschwung, Klimawechsel oder Föhn
> - Lärm, Gerüche und/oder grelles Licht
> - Überanstrengung der Augen
> - heißes Baden oder Duschen
> - bestimmte Bestandteile in der Nahrung wie Geschmacksverstärker, Glutamat
> - Alkohol und Medikamente
> - Änderungen des Blutdrucks
> - sexuelle Aktivität.

Es gibt nur wenige Krankheiten in der Medizin, bei der sich um die Auslöser so viele Mythen und Vorurteile ranken, wie bei der Migräne. Daher hat die Internationale Kopfschmerz-Gesellschaft die entsprechenden Kriterien im Jahr 2004 aktualisiert. Die Diagnose wird nunmehr ausschließlich nach den Symptomen gestellt, wohingegen die vermeintlichen Auslöser nicht mehr als Diagnosekriterien herangezogen werden. In meiner Praxis habe ich bisher keinen Patienten kennen gelernt, der beispielsweise nach dem Verzehr von Käse einen Migräneanfall erlitt. Auch zum weithin bekannten Migräne-Auslöser Schokolade gibt es einen interessanten Versuch: In Frankreich gab man 100 Frauen in beschwerdefreien Zeiten regelmäßig davon zu essen, da diese Frauen angaben, immer nach dem Genuss von Schokolade Migräne zu bekommen. Das Ergebnis: Keine einzige bekam einen Anfall.

Dennoch kann eine Heißhungerattacke Vorbote für eine Migräne-Attacke sein, da beim Essverhalten sowie bei der Lust nach Essen der Hypothalamus beteiligt ist. In dieser Gehirnregion werden die dafür zuständigen Hormone gebildet, und es gibt Hinweise darauf, dass die Insulinmechanismen kurz vor einem Migräneanfall gestört sind. Daher sind die Empfehlungen, bewusst und qualitativ hochwertig zu essen, gerade für Migräne-Patienten besonders wichtig.

Zahlreiche Betroffene geben an, dass sie besonders bei Witterungsveränderungen einen Migräneanfall bekommen würden. Wissenschaftliche Untersuchungen schienen das zu widerlegen, doch in vielen Fällen trügt diese Beobachtung nicht! Möglicherweise ließe sie sich wie folgt erklären: Bei Wetterumschwüngen ändert sich bereits vor dem Luftdruck geringfügig das lokale Magnetfeld der Erde. Und mit Magnetfeldern kann die Aktivität des Gehirns beeinflusst werden, was in Experimenten nachgewiesen werden konnte. Vögel orientieren sich beispielsweise anhand des Magnetfeldes der Erde. Wir haben derzeit keine Messinstrumente, die diese Empfindlichkeit beim Menschen nachweisen kann – heißt das aber, dass es sie nicht gibt? Sicherlich werden wir hier in Zukunft noch mehr lernen müssen.

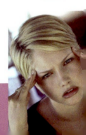

Aus meinen Erfahrungen kann ich berichten, dass viele an Migräne leidende Patienten offensichtlich nicht in der Lage sind, ihre Auslöser klar zu identifizieren, um sie dann vermeiden zu können. Außerdem haben die meisten Migräne-Patienten so komplizierte Auslösemuster, dass sie nur äußerst schwierig zu erkennen sind oder gar nicht vermieden werden können. Gerade diese Menschen sind deshalb auf eine wirkungsvolle, aber nebenwirkungsfreie Anfallsbehandlung angewiesen.

■ Was rät der Arzt?

Etwa nur 40 Prozent der Schmerzgeplagten gehen wegen ihrer Migräne zum Arzt. Viele wagen auch nur einen zaghaften Versuch und machen die Erfahrung, dass selbst so mancher Arzt diese Erkrankung nicht wirklich ernst nimmt, sondern als „psychische Störung" abtut. Dabei kann zwischenzeitlich fast jedem Migräne-Patienten wirksam geholfen werden, wobei eine gute Migräne-Therapie in der Regel folgendermaßen aussieht: An erster Stelle steht eine wirksame Anfallsbehandlung. Dafür muss zunächst ein auf die individuelle Situation zutreffendes Medikament gefunden werden, das absolut zuverlässig wirkt. Manchmal ist es auch erforderlich, einige verschiedene Substanzen auszuprobieren und die Palette der bisher versuchten Wirkstoffe durchzugehen.

Frei verkäufliche Kopfschmerzmittel
Die Deutsche Migräne- und Kopfschmerzgesellschaft (DMKG) hat, wie bereits auf Seite 30 beschrieben, auch für die Selbstbehandlung akuter Migräne-Attacken einige Empfehlungen gegeben: An erster Stelle stehen die Kombinationspräparate mit den entzündungshemmenden Wirkstoffen Acetylsalicylsäure (ASS), Paracetamol und Koffein. Aber auch einzelne Wirkstoffe (Monopräparate) wie Acetylsalicylsäure, Ibuprofen oder Paracetamol sind in vielen Fällen wirk-

sam. Deshalb müssen die Betroffenen selbst ausprobieren, was ihnen im Falle eines gelegentlichen Migräneanfalls am besten hilft.

Verschreibungspflichtige Arzneimittel
Wenn gerade zu Beginn des Migräne-Anfalles Übelkeit im Vordergrund steht, hat sich der Einsatz so genannter Antiemetika bewährt. Das sind Medikamente, die den Magen-Darm-Trakt beruhigen und den unangenehmen Brechreiz lindern. Diese Mittel können auch zusammen mit den freiverkäuflichen Kopfschmerzmedikamenten eingenommen werden, da sie den Magen so beeinflussen, dass die Aufnahme der Wirkstoffe (hier besonders das ASS) überhaupt erst möglich wird.

Helfen die frei verkäuflichen Medikamente jedoch nicht oder handelt es sich um einen besonders starken Anfall, der sich möglicherweise sogar mehr als drei bis vier Mal im Monat wiederholt, so sollte der Arzt ein Medikament mit dem Wirkstoff der Triptane verordnen. Allerdings kommt es bei diesem Migräne-Präparat auf die Einnahme zum richtigen Zeitpunkt an: Bereits bei den ersten Anzeichen eines drohenden Migräneanfalles muss das Schmerzmittel eingenommen werden, um die volle Wirkung der Triptane zu gewährleisten. Außerdem ist es wichtig, dass die Patienten zwischen den verschiedenen Kopfschmerzformen zu unterscheiden lernen, denn bei reinen Spannungskopfschmerzen helfen diese Medikamente nicht. Der betreffende Patient sollte also in der Lage sein, sich selbst eine Diagnose zu stellen, um zu dem entsprechenden Medikament (eine einfache Kopfschmerztablette oder Triptane?) zielsicher und rechtzeitig greifen zu können. All dies lernt der Patient in Zusammenarbeit mit dem behandelnden Arzt sowie mit Hilfe eines speziellen Fragebogens. Auf diese Weise kann jeder Betroffene unter Anleitung eines Spezialisten lernen, nach einer Weile selbstständig festzustellen, ob es sich im aktuellen Fall um eine Migräne oder einen Spannungskopfschmerz handelt. Auch wenn Migräne-Patienten den Umgang

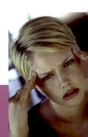

mit diesen Medikamenten erst lernen müssen, so überzeugt doch deren zuverlässige Wirkungsweise.

> Migräne-Therapie von damals
> Tausende Jahre vor Christi Geburt nahmen ägyptische Heilkundige an, dass im Falle von starken Kopfschmerzen böse Geister in den Köpfen der Betroffenen ihr Unwesen trieben. Die Therapie der ohnehin schon Leidgeprüften bestand deshalb darin, eine kreisförmige Öffnung am Kopf anzubringen (so genannte Schädeltrepanation), damit die bösen Geister wieder entweichen können. Wie man an den Kopfwunden Tausende Jahre später beweisen konnte, haben offensichtlich zahlreiche der so Bchandelten diese spektakuläre Therapie gut überstanden und lange überlebt.

Triptane sind teuer

Obwohl die modernen Migränemittel so effektiv sind, kommt es in vielen Fällen nicht zu der gewünschten Wirkung, und das aus Gründen, die nichts mit den darin enthaltenen Wirkstoffen zu tun haben: Da diese Medikamente als teuer gelten und die Ärzte versuchen, sich an Medikamentenbudgets zu halten, kann eine einzige solche Verordnung für einen Arzt bedeuten, das „Budget" für zwei Patienten aufgebraucht zu haben. Diese Rechnung ist allerdings nicht korrekt, wird aber von den meisten Ärzten so praktiziert, um möglichst keine Auffälligkeit in der Menge der verordneten Medikamente zu erzielen. Somit werden die – häufig auch nur in Packungen mit sechs Tabletten verschriebenen – Triptane für den Patienten künstlich wertvoll: Gedanken wie „die kriegt man nicht so leicht" und „die teilt man sich ein" können unter Umständen schon dazu führen, dass man sich eine Tablette „aufsparen" will, weil der Anfall möglicherweise diesmal doch nicht so stark ist. So wird der Zeitpunkt der Einnahme verzögert und damit auch die Wirksamkeit der Triptane herabgesetzt. Auch der Schaden für die Krankenkassen dürfte in diesen Fällen beträchtlich sein: Meiner Meinung nach wird jede zweite dieser bis zu 15 Euro kostenden Tabletten dadurch viel zu spät eingenommen und die ansonsten segensreiche Wirkung verpufft hier einfach.

Fallbeispiel:
Eine Migränepatientin, Mitte 30, arbeitet in einem größeren Büro mit anderen Kolleginnen zusammen. Aufgrund starker beruflicher Überlastung werden bei ihr immer Migräneanfälle ausgelöst. In dieser Zeit kann Sie ihrer Arbeit nicht mehr nachgehen, sondern möchte sich am liebsten in einen abgedunkelten Raum zurückziehen und schlafen. Als Anfallsmedikamente verwendete sie jahrelang Ergotamine, die ihr zwar die Schmerzen nahmen, aber auch dazu führten, dass sie unter Wortfindungsstörungen und Schwindel litt. Ihre Kolleginnen bemerkten dies natürlich und meinten: „Die hat sich schon wieder vollgedröhnt." Wenn die Patientin im Falle einer Migräneattacke gleich zu Hause blieb, hatte sie im Nachhinein das Problem, dass ihre Kolleginnen ihr das nicht glaubten. Sie mutmaßten dann, dass sie sich ein, zwei zusätzliche Urlaubstage organisiert habe. In der Zwischenzeit hätten die Kolleginnen ihre Arbeit mitmachen müssen und überhaupt sehe sie sehr erholt aus... Erst nach der Umstellung der Therapie auf eine moderne medikamentöse Prophylaxe, blieb die Patientin monatelang beschwerdefrei.

Migränetabletten in der Schwangerschaft?
Bei vielen migränegeplagten Frauen bessern sich die Kopfschmerzen deutlich, wenn sie schwanger werden. Dennoch leiden einige auch während der Schwangerschaft und Stillzeit an schweren Migräneanfällen. In diesen Fällen wurde den Patientinnen immer Paracetamol empfohlen, insbesondere dann, wenn alle nicht-medikamentösen Verfahren keinen Erfolg zeigten. Dieser Wirkstoff findet auch in der Säuglingsheilkunde Verwendung und galt bisher als unproblematisch.

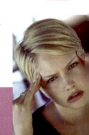

Dennoch möchte ich hierzu eine deutliche Warnung aussprechen: Die Einnahme von Paracetamol während der Schwangerschaft ist nicht so ungefährlich, wie allgemein angenommen wird, denn höhere Dosierungen und eine individuelle Empfindlichkeit gegenüber diesem Wirkstoff können zu einem Leberschaden führen! Was die Anwendung von Triptanen während der Schwangerschaft angeht, gibt es bisher keine Studien, die eine Unbedenklichkeit belegen, sondern nur die Auswertung eines so genannten Schwangerschaftsregisters, das durch die Firma GlaxoSmithKline seit vielen Jahren geführt wird. Dennoch fanden sich bislang keine Hinweise auf irgendeine Schädigung, wenn Triptane während der Schwangerschaft eingenommen wurden. In meiner Praxis erörtere ich zusammen mit meinen schwangeren Patientinnen auch diese Möglichkeit der Therapie, insbesondere dann, wenn die Anfälle besonders schwer sind und andere nicht-medikamentösen Methoden keinen Erfolg hatten. Denn ein unbehandelter Migräneanfall ist für Mutter und Kind sicherlich eine erhebliche körperliche und seelische Belastung, die keinesfalls ertragen werden muss.

■ Was kann man selbst tun?

Bei der Beantwortung dieser Frage haben nicht nur zahlreiche Frauenzeitschriften ganze Seiten gefüllt, auch Männermagazine haben hier einiges an Aufklärungsarbeit geleistet!

Mit Sicherheit gibt es vieles, was Sie im Falle eines heftigen Migräne-Anfalls tun können. Ich habe Ihnen daher einige Tipps meiner Patienten zusammengestellt, die manchmal ungewöhnliche Methoden einsetzen, um die gefürchteten Attacken gar nicht erst entstehen zu lassen oder zumindest so zu beeinflussen, dass sie nicht allzu heftig auftreten. Da es keine allgemeingültigen Rezepte oder gar Wundermittel gibt, die für jeden gleichermaßen wohltuend wirken, ist es wichtig, dass Sie „Ihre" individuelle Methode finden, die ganz speziell gegen „Ihre" Migräne hilft.

▶ „Immer wenn ich merke, ich bekomme einen Migräneanfall, dann brühe ich mir einen starken Kaffee, mische ihn mit dem Saft einer halben Zitrone, lasse das Ganze ein wenig abkühlen und trinke das in fast einem Zug."

▶ „Ich helfe mir mit Akupressur – mein Arzt hat mir zwei Punkte an den Schläfen gezeigt, die reibe ich dann mit meinen Fingern. Gelegentlich verwende ich dann auch noch Pfefferminzöl, das kühlt und erfrischt. Meist kriege ich meine Migräne damit in den Griff."

▶ „Sie werden lachen, aber ich habe eine elastische Binde im Tiefkühlfach, die hole ich dann raus und wickle sie mir rasch um den Kopf. So empfinde ich die kühlende Wirkung und einen leichten Druck, das hilft mir sehr gut."

▶ „Ich habe mit Yoga begonnen. Da habe ich gelernt, dass ich viel zu schnell gelebt habe. Ich habe mein früheres Geschäft aufgegeben, lebe viel bewusster, empfinde mehr Ruhe. Ich bin selbst Yoga-Lehrerin geworden. Ich bin seither anfallsfrei."

▶ „Wissen Sie, ich bin nicht berufstätig und kann es mir erlauben: Ich lege mich dann bei den ersten Anzeichen ganz schnell hin und mache Entspannungsübungen, die ich mit einer Kassette vertiefen kann."

▶ „Ich habe mir die Psychofonie machen lassen. Es handelt sich um eine Art Gehirn-Biofeedback. Ich spiele diese Musik zwei bis drei Mal am Tag ab. Seit einem halben Jahr habe ich keine Migräne mehr, manchmal nur ein Anzeichen, dann hilft eine leichte Tablette aus der Apotheke."

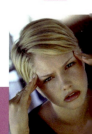

Die zehn Gebote für Kopfschmerz-Patienten

- Vermeiden Sie die regelmäßige Einnahme von Schmerzmitteln. Nur so viel wie nötig, aber so wenig wie möglich, bis sie ganz darauf verzichten können.
- Versuchen Sie, die Auslöser Ihrer Kopfschmerzen ausfindig zu machen und tunlichst zu vermeiden.
- Achten Sie auf regelmäßige Essenszeiten und meiden Sie jedes Zuviel an Fett, Süßigkeiten, Alkohol und Nikotin.
- Behalten Sie einen regelmäßigen Schlaf-/Wachrhythmus bei, auch am Wochenende.
- Treiben sie regelmäßig Ausdauersport und machen Sie ein Entspannungstraining.
- Lassen Sie sich nicht unter Druck setzen und lernen Sie, auch mal NEIN! zu sagen.
- Setzen sie sich selbst auch nicht unter Druck. Wenn es Ihnen zu viel wird, lassen Sie auch mal „Fünfe gerade sein".
- Gönnen sie sich öfter mal etwas Gutes. Ein Theaterbesuch, ein Abend mit guten Freunden oder ein spontaner Kurzurlaub können Wunder wirken.
- Vermeiden Sie starke Aufregungen wie Streitgespräche und aufwühlende Filme oder Fernsehsendungen.
- Haben Sie Geduld! Behandlungserfolge brauchen Zeit, manchmal Monate. Führen Sie ein Schmerztagebuch zur Kontrolle.

Eine besondere Therapie: das Migräne-Patientenseminar (MIPAS®)

An der Universität Kiel wurde ein völlig neues Konzept erarbeitet, das sich in Form speziell eingerichteter Seminare an die Betroffenen wendet. Dabei erfahren die Patienten in etwa zehn 90-minütigen Sitzungen unter Anleitung eines ausgebildeten ärztlichen oder psychologischen Trainers alles über ihre Krankheit und wie sie damit umgehen können. Neben der Ausbildung erlernen die

Teilnehmer auch verschiedene Entspannungsmethoden. Und sie erkennen im Lauf der Seminare, in welchem Teufelskreis sie eigentlich stecken, wenn sie ihre Erkrankung so weiterlaufen lassen wie bisher. Häufig berichten die Teilnehmer schon nach dem dritten Seminar, dass sie stolz darauf sind, eine Migräne zu haben, „denn ich habe einen Porsche im Kopf, da wo bei anderen nur ein Traktor tuckert ..."

Die Seminare sind wissenschaftlich überprüft und werden von der Uniklinik Kiel begleitet (Adresse siehe Seite 95). Festgestellt wurde, dass es nachweislich zu einer Abnahme der Anfallsfrequenz und -intensität sowie zu einer erheblichen Verbesserung der Lebensqualität kommt.

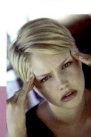

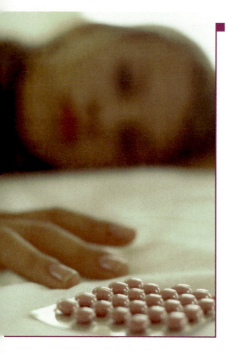

Kopfschmerz durch Medikamente

Was ist das?

Zahlreiche Arzneimittel, die wir zur Behandlung verschiedener Krankheiten einsetzen, können Kopfschmerzen auslösen. Ein Beispiel dafür sind nitrathaltige Medikamente, die zur Behandlung von Angina pectoris („Herzenge") eingesetzt werden. Diese führen manchmal bei sehr empfindlichen Menschen zu einem akuten Kopfschmerz. Aber auch viele andere Medikamente (zum Beispiel Blutdrucksenker) bergen die Gefahr in sich, bei einer oftmals lebensnotwendigen Pflicht zur Dauereinnahme Kopfschmerzen auszulösen. Da Kopfschmerzen zu den häufigsten gesundheitlichen Störungen zählen, findet sich auch auf fast jedem Beipackzettel der Hinweis, dass diese mit der Einnahme des Medikaments auftreten können.

Darüber hinaus gibt es noch den so genannten Kopfschmerz bei Medikamentenübergebrauch. Bestes Beispiel dafür ist leider der Kopfschmerz bei Übergebrauch von Kopfschmerzmedikamenten. Und das klingt erst einmal paradox: Kopfschmerzmedikamente können Kopfschmerzen auslösen! Denn sobald der gelegentliche Griff zur Kopfschmerztablette nicht mehr ausreicht, um die Beschwerden zu lindern, kann dies zu einem ernsthaften Gesundheitsproblem werden. Ein zu häufiger Gebrauch jeder Art von Kopfschmerzmitteln (wie Ergotamine, Triptane, ASS, Kombinationspräparate) kann bei zu Kopfschmerz neigenden Personen Kopfschmerzen verursachen – ein Teufelskreis, den man unbeabsichtigt selbst heraufbeschworen hat. In Deutschland leiden schätzungsweise ein bis zwei Prozent der Bevölkerung an hartnäckigen Kopfschmerzen, weil sie über einen längeren Zeitraum hinweg zu viele Schmerzmittel gegen ihre Migräneattacken oder Spannungskopfschmerzen eingenommen haben.

■ Wie entsteht er?

Wie an so vielen Stellen in diesem Buch muss ich auch hier wieder anmerken, dass wir lediglich über einige Theorien, nicht aber über eindeutige wissenschaftliche Beweise verfügen. Das heißt: Die genauen Ursachen des substanzinduzierten Kopfschmerzes konnten wir bisher noch nicht aufklären. Dennoch gibt es einige Beobachtungen, die wir im Laufe der Zeit gemacht und folgendermaßen gedeutet haben: Grundsätzlich kann die regelmäßige Einnahme von Kopfschmerzmedikamenten wiederum Kopfschmerzen auslösen. Dabei spielt es weder eine Rolle, um welches Präparat es sich handelt, noch, ob ein Monopräparat oder Kombinationspräparat Verwendung findet – alle Schmerzmittel, die auf dem bundesdeutschen Markt in Apotheken mit oder ohne Rezept erhältlich sind, bergen dieses Risiko in sich.

Bei den Ergotaminen, die man früher zur Behandlung der Migräne verwendet hat, konnte ein möglicher Mechanismus aufgeklärt werden: Ergotamine haben sehr unspezifische Wirkungen auf eine große Zahl von Rezeptoren im Gehirn. Wird dieser Wirkstoff abgebaut, entstehen aber immer noch wirksame Abbauprodukte, die im Körper bis zu 72 Stunden und länger aktiv sein können. Sinkt nun der Spiegel dieser Substanzen unter ein Minimum, treten die Symptome wieder auf, das heißt der Betroffene spürt die Vorboten einer nächsten Migräneattacke und verwendet den Wirkstoff erneut. Im Laufe der Zeit gewöhnt sich der Körper daran und die Einnahmefrequenz wird immer häufiger – mit dem Resultat, dass der Patient dann zwei bis drei Mal täglich „sein" Ergotamin einnehmen muss.

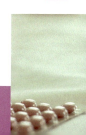

Warum auch andere Wirkstoffe, wie beispielsweise Acetylsalicylsäure (ASS), Ibuprofen oder Triptane diesen substanzinduzierten Kopfschmerz auslösen können, ist uns weitgehend unklar. Offensichtlich existiert aber eine Disposition der Betroffenen, denn wenn jemand aus anderen Gründen (zum Beispiel bei Rheuma oder Gefäßerkrankungen) diese Wirkstoffe über einen längeren Zeitraum hinweg einnehmen muss, entwickelt sich unseren Beobachtungen zufolge kein solcher Kopfschmerz.

Ein Fallbeispiel:
„Zunächst dachte ich, die Kopfschmerzen kommen vom Stress an der Arbeit und da will man ja nicht fehlen. Also habe ich immer häufiger Kopfschmerztabletten eingenommen. Zum Schluss waren es dann schon manchmal zehn Tabletten am Tag, die ich eingenommen habe. Ich habe sogar schon die Apotheken gewechselt, wenn man mich angesprochen hat. Die Tabletten haben dann auch nicht mehr gewirkt, aber ich nahm die nächste in der Hoffnung, dass diese nun helfe. Oft habe ich mir abends vorgenommen, ab morgen nimmst du keine mehr, aber das ging dann gar nicht."

■ Was rät der Arzt?

Zunächst einmal ist es nicht ganz einfach, diese spezielle Art von Kopfschmerzen bei sich festzustellen. Sobald jemand täglich zu Schmerztabletten greift oder sogar greifen muss und das über einen Zeitraum von mehreren Jahren und dennoch ständig Kopfschmerzen verspürt, ist davon auszugehen, dass es sich um einen Medikamenten- beziehungsweise Analgetika-Kopfschmerz handelt.

In beiden Fällen empfehle ich, umgehend mit einem Arzt über diese Problematik zu sprechen, um eine der folgenden Therapien machen zu können:

- Bei Kopfschmerzen, die im Laufe der medikamentösen Behandlung einer anderen Krankheit ausgelöst wurden, muss zunächst geklärt werden, welches Medikament der Auslöser sein könnte. In einem weiteren Schritt wird dann eine vorsichtige Umstellung auf ein anderes Präparat vorgenommen, um herauszufinden, ob der Verdacht richtig war.
- Beim Kopfschmerz durch Übergebrauch von Kopfschmerzmitteln hingegen ist die Therapie sehr viel einfacher: Das Mittel muss abgesetzt werden. Allerdings ist dies leichter gesagt als getan: Diese Vorgehensweise erfordert sowohl vom Therapeuten viel Erfahrung und Fingerspitzengefühl als auch von den Betroffenen viel Mut, Ausdauer und Kraft.

Die Therapie kann entweder stationär oder ambulant durchgeführt werden, wobei eine kompetente, stationäre Behandlung nur in sehr wenigen deutschen Kliniken möglich ist.

Bei der ambulanten Behandlung, die ich auch in meiner Praxis anbiete, muss der Patient täglich erscheinen. Dazu ist eine Arbeitsbefreiung für die Zeit von drei bis vier Wochen meistens nötig. Schon vom ersten Tag an wird das Medikament abgesetzt. Verständlicherweise hat der Betroffene nun Angst, unerträgliche Kopfschmerzen zu erleiden. In dieser schwierigen Zeit braucht der Patient ein gutes therapeutisches Team, das ihn einfühlsam begleitet und ihm jederzeit zur Verfügung steht, um einen drohenden oder bereits laufenden Anfall fachgerecht zu beenden, ohne das „schuldige" Arzneimittel dabei zu verwenden.

Nach gelungenem Absetzen besteht immer noch die Möglichkeit, dass sich die ursprünglich zu Grunde liegende Kopfschmerzform wie zum Beispiel eine Migräne wieder meldet. Dann müssen andere schmerztherapeutische Mittel und Verhaltensmaßnahmen zum Einsatz kommen.

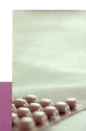

■ Was kann man selbst tun?

Die beste Selbsthilfe bei Analgetika-Kopfschmerzen ist die, möglichst wenig zu Kopfschmerztabletten zu greifen und lieber die innere Einstellung zur eigenen Lebensführung einmal kritisch zu überprüfen. Wer ständig unter Stress, Anspannung und Überforderung leidet, braucht regelmäßige Auszeiten, um sich zu erholen, abzuschalten und dadurch Kopfschmerzen vorzubeugen. Das Erlernen einer Entspannungstechnik (siehe Seite 41), aber auch regelmäßiges Sporttreiben an der frischen Luft bewirken hier wahre Wunder. Denn wer immer nur gut funktionieren und seine Kopfschmerzen mit Tabletten „wegzaubern" möchte, setzt seine Gesundheit nachhaltig aufs Spiel.

Kopfschmerzmittel sollten daher nur dann eingenommen werden, wenn ausnahmsweise schnelle Hilfe notwendig ist und alle anderen natürlichen Mittel wie ausreichend Schlaf, frische Luft und Entspannung nicht sofort den gewünschten Erfolg erzielen

Nach den Richtlinien der Deutschen Migräne- und Kopfschmerzgesellschaft (DMKG) ist die kritische Schwelle bei der Selbstmedikation dann erreicht, wenn an drei bis vier Tagen nacheinander oder an mindestens zehn Tagen im Monat Schmerzmittel eingenommen werden. Dies ist auch in jedem Beipackzettel nachzulesen. Sobald die Notwendigkeit besteht, diese Obergrenze zu überschreiten, weil die Kopfschmerzen häufiger auftreten, sollte umgehend ein Arzt oder Schmerztherapeut aufgesucht werden.

Kopfschmerz durch Medikamente 67

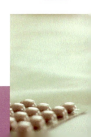

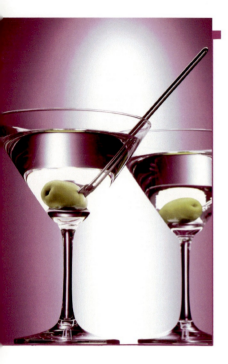

Kopfschmerz durch Alkohol

Sie werden es kaum glauben, aber gerade bei einer sehr häufigen – durch eigenes Zutun ausgelösten – Kopfschmerzform, die wir umgangssprachlich auch „Kater" nennen, kennen Forscher deren Mechanismen noch nicht wirklich. Klar ist, dass das rasche Trinken hochprozentiger Alkoholika vor allem im Wechsel („Ein Pils, ein Korn") eher Kopfschmerzen auslösen kann, als das ruhige und langsame Genießen einer Flasche hochwertigen Weines.

Dabei liegt es sicherlich in erster Linie an der Qualität des konsumierten Alkohols, ob uns am nächsten Morgen der Schädel dröhnt oder nicht. Denn so genannte Fuselöle, die in billigen Getränken enthalten sind, können eher Kopfschmerzen auslösen als reine und klare Alkoholika. Auch die Häufigkeit des Alkoholgenusses und, ob dazu heftig geraucht wird, sind sicherlich beeinflussende Faktoren.

Ein Gutes aber hat der „Kater": Die meisten kennen ihn und haben also im Laufe des Lebens wenigstens einmal die Intensität von Kopfschmerzen erlebt, die schlecht oder nicht behandelte Migräne-Patienten an meist mehreren Tagen im Monat erdulden müssen. Wenn ich in meinen Vorträgen darauf hinweise, steigt schlagartig die Akzeptanz für die armen Migräne-Betroffenen.

■ Wie Sie den Kater vermeiden können

Als sicherer Tipp gilt hier: Hören Sie auf zu trinken, wenn Sie merken, dass Sie „Ihre" Schwelle erreicht haben. Sollten Sie einen leichten Schwips spüren, kann ein kleiner Kaffee die Tätigkeit der Nieren so beeinflussen, dass es nicht zu erheblichen Elektrolytverlusten kommt. Schon diese kleine Maßnahme führt dazu, dass es Ihnen am Morgen danach besser geht.

Außerdem sollten Sie im Laufe der Feierlichkeiten möglichst viel Wasser zu sich nehmen, damit Sie Bier, Wein & Co. nicht als Durstlöscher trinken. Dadurch verdünnen Sie die aufgenommene Menge an Alkohol, was sich sicherlich ebenfalls am nächsten Tag positiv auf Ihr Wohlbefinden auswirkt.

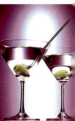

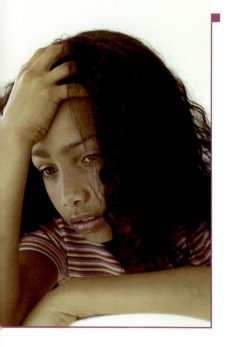

Kopfschmerzen bei Kindern

Noch vor nicht allzu langer Zeit waren Mediziner der Meinung, dass Neugeborene keine Schmerzen empfinden würden. Demzufolge dachte man auch bei Kindern mit Kopfschmerzen eher an psychische Probleme und versuchte, diesen auf den Grund zu gehen. Heute wissen wir, dass viele Krankheiten – wie beispielsweise die Migräne – schon im Kindesalter beginnen können. Deshalb ist es besonders wichtig, so früh wie möglich mit entsprechenden Therapien zu behandeln, um einer Chronifizierung und der damit einhergehenden langfristigen Belastung entgegenzuwirken.

Andererseits sind zahlreiche Erkrankungen im Kindesalter, wie Schnupfen, Angina oder auch Husten, mit symptomatischen Kopfschmerzen verbunden. Ich möchte mich deshalb hier nur auf den so genannten primären Kopfschmerz beschränken, also wenn der Kopfschmerz nicht das Symptom einer anderen Krankheit ist, sondern selbst und isoliert bei Kindern vorkommt.

Was ist das?

Ab einem gewissen Lebensalter – meist um das siebte Lebensjahr herum – können Kinder schon an Migräne leiden, wobei die Symptome von denen Erwachsener abweichen. Dennoch scheinen die gleichen Prinzipien bei der Entstehung der kindlichen Migräne wie auch beim Erwachsenen eine Rolle zu spielen. Da der Begriff „Kopfschmerz" erst in späteren Entwicklungsabschnitten im Wortschatz eines Kindes auftaucht, ist zunächst der Bauch das Zentrum des Geschehens. Die Hauptsymptome bei kindlichen Kopfschmerzen sind also Bauchschmerzen, Übelkeit, Erbrechen und allgemeine Erschöpfung, erhöhte Licht- und Lärmempfindlichkeit.

■ Wie entstehen sie?

Bei älteren Kindern (ab dem 12. Lebensjahr) hat man die Wirkung der Triptane bei Migräne erforscht. Sie wirken genauso zuverlässig wie beim Erwachsenen. Daraus schließen wir, dass die krankhaften Vorgänge in beiden Fällen identisch sein könnten. Lesen Sie deshalb zur Entstehungsgeschichte der Migräne auf Seite 50 nach. Es gibt auch aktuelle Hinweise darauf, dass bereits Kleinkinder ab dem 3. Lebensjahr eine Migräne erleben können. Daher weisen wir die Kinderärzte und Eltern von Migränefamilien darauf hin, an diese Erkrankung zu denken!

■ Was rät der Arzt?

Meist suchen die betroffenen Eltern mit ihren Kindern zunächst den Kinder- oder Hausarzt auf. Dort werden die notwendigen Untersuchungen durchgeführt, um einen symptomatischen (aufgrund einer anderen Erkrankung entstehenden) Kopfschmerz auszuschließen. Dies ist notwendig, da bei Kindern eine Selbstmedikation sehr gefährlich ist und zu schweren Komplikationen führen kann.

Hat das Kind häufige Kopfschmerzanfälle, dann sollte unbedingt ein Kopfschmerztagebuch von den Eltern geführt werden, in dem auch mögliche Begleitumstände festzuhalten sind. Spezialisten für die Diagnostik und Behandlung von kindlichen Kopfschmerzen finden Sie im Anhang dieses Buches.

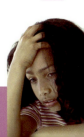

■ Was kann man selbst tun?

Auch für Kinder ist ein möglichst geregelter Tagesablauf die beste und natürlichste Methode, um die Anfallshäufigkeit zu reduzieren. Eltern sollten deshalb darauf achten, dass sich Phasen der Anspannung und Konzentration regelmäßig mit Phasen der Entspannung abwechseln. Außerdem brauchen Kinder viel mehr Schlaf als Erwachsene. Häufig ist auch Bewegungsmangel ein Grund für Kopfschmerzen. Insbesondere dann, wenn Kinder zu viel fernsehen oder am Computer spielen und sich dadurch zu wenig an der frischen Luft bewegen, kann dies in vielen Fällen als Auslöser für die kindlichen Kopfschmerzen in Frage kommen. Deshalb ist das Ausüben einer Sportart – möglichst an der frischen Luft – sehr empfehlenswert. Gerade Sportarten, bei denen es um Ausdauer geht, sind bestens geeignet, um die Häufigkeit und Intensität der Anfälle deutlich zu reduzieren.

Kommt das Kind in die Pubertät stehen naturgemäß viele Konflikte an: Auch Jugendliche „zerbrechen sich den Kopf" oder stehen aufgrund schulischer Probleme und/oder elterlichen Erwartungen ständig unter Druck. Deshalb sind verständnisvolle Gespräche besonders wichtig, um herauszufinden, was die möglichen Gründe für das Kopfzerbrechen sein könnten. Wenn sich Eltern damit überfordert fühlen, was in der schwierigen Pubertätsphase oft der Fall ist, können beispielsweise auch (Schul-)Psychologen, ein einfühlsamer Lehrer oder ein naher Verwandter, zu dem das Kind Vertrauen hat, diese Rolle übernehmen.

Dennoch: Auch wenn die Psyche bei Kindern wie auch bei uns Großen mit Sicherheit immer im Spiel sein wird, sollten auch die körperlichen Aspekte bei Kopfschmerzen und Migräne nicht außer Acht gelassen werden. Denn Schmerzen verursachen Seelenleid und umgekehrt. Deshalb: Hat Ihr Kind ständig wiederkehrende Kopfschmerzen oder leidet es an einer handfesten Migräne, ist der Gang zu einem Spezialisten unbedingt erforderlich, um mögliche Spätfolgen – auch psychische – dem Kind zu ersparen.

Andere Kopfschmerzformen

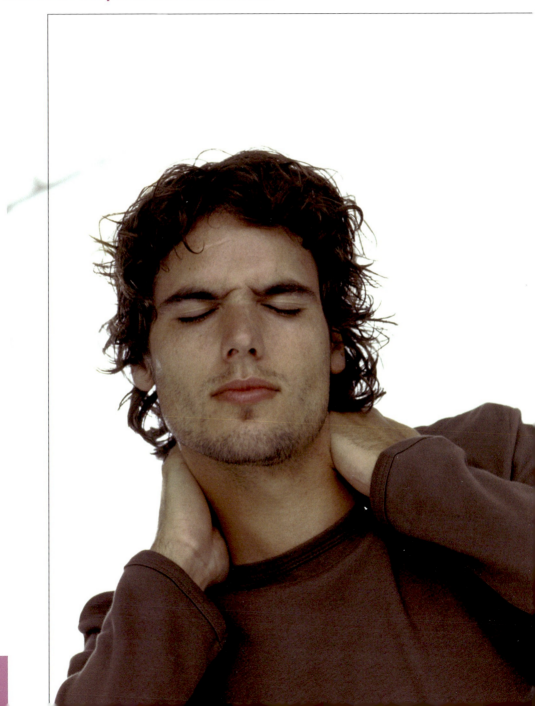

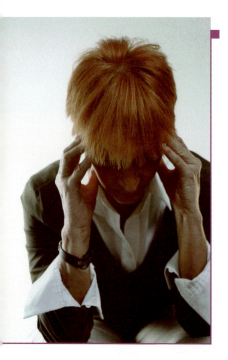

Cluster-Kopfschmerz

Was ist das?

Das englische Wort „Cluster" bedeutet Bündel oder Anhäufung und das aus gutem Grund: Die extrem heftigen, immer halbseitigen Kopfschmerz-Attacken bündeln oder häufen sich meistens in einem bestimmten Zeitraum. So können sie zum Beispiel in der Nacht für ein bis drei Stunden den Betroffenen peinigen und dann wieder Monate lang verschwinden. Cluster-Kopfschmerzen werden auch als Selbstmord-Kopfschmerzen bezeichnet, da es schon häufiger vorgekommen ist, dass sich Schmerzgeplagte während einer Cluster-Attacke umgebracht haben, weil sie diese unvorstellbar starken Schmerzen nicht mehr ertragen konnten: Ohne warnende Vorboten wie bei einer Migräne, sondern von einem Moment auf den anderen werden die Betroffenen von unerträglichen Kopfschmerzen regelrecht überfallen. Ähnlich einem „brennenden Dorn, der sich in die Schläfe rammt" oder wie ein „glühend-heißes Messer, das ins Auge sticht" beschreiben die Leidgeprüften ihre Qualen. Hinzu kommt, dass sich die Bindehaut des entsprechenden Auges rötet und tränt, außerdem schwillt die jeweilige Nasenhälfte zu. Diese heftigen Schmerzattacken halten sekunden- bis minutenlang an, wobei es tagsüber zu mehreren Anfällen kommen kann. Eine „Cluster-Episode" dauert etwa zwischen vier und sechs Wochen an. Danach können Monate oder auch Jahre vergehen, in denen keine Anfälle auftreten. Schmerzspezialisten beobachten jedoch eine Häufung der Anfälle im Frühjahr und in den Herbstmonaten. Glücklicherweise ist diese besonders schmerzhafte Kopfschmerzform sehr selten und wird bei maximal 0,3 Prozent der bundesdeutschen Bevölkerung diagnostiziert. Dennoch möchte ich sie hier kurz erwähnen, weil es für Ärzte oft sehr schwer ist, den Cluster-Kopfschmerz überhaupt zu erkennen. Deshalb liegt die durchschnittliche Diagnosedauer zwischen acht und zwölf Jahren, in der die Betroffenen unvorstellbare Qualen leiden. Häufig werden sie dann auch noch falsch therapiert. Da diese Krankheit so selten ist, denkt man als Arzt gar nicht gleich daran. Hinzu kommen Symptome, die in der Regel sowohl den Therapeuten als auch den Patienten zunächst auf eine falsche Fährte locken.

■ Wie entsteht er?

Sowohl die Ursachen als auch die Auslöser (so genannte Triggerfaktoren) dieser Höllenqualen sind uns bisher nicht bekannt. Außerdem verfügen wir derzeit über keinerlei Verfahren, diese Kopfschmerzform apparativ-technisch zu diagnostizieren oder die dabei eine Rolle spielenden Vorgänge sichtbar zu machen.

Lediglich anhand bestimmter Wirkstoffe, die im Falle einer Cluster-Attacke zur Schmerzlinderung beitragen, können wir Rückschlüsse auf eine mögliche zugrunde liegende Störung ziehen. Denn in erster Linie werden hier Medikamente eingesetzt, die bei der vorbeugenden Behandlung von Epilepsie als wirksam bekannt sind: Bei der Epilepsie kommt es – einfach ausgedrückt – zu einer Synchronisation (Gleichschaltung) von elektrisch überaktiven Nervenzellen. Wenn man diese elektrische Übererregbarkeit auf das Normalniveau bringen kann, bleiben die Anfälle aus. In der Schmerztherapie konnten wir feststellen, dass diese Wirkstoffe auch beim Cluster-Kopfschmerz helfen. Deshalb lässt sich bei der Frage nach der Entstehung dieser Kopfschmerzart vermuten, dass es sich – wie bei der Epilepsie – um überaktive „Übersprungleistungen" handelt, die die schmerzverarbeitenden Strukturen im Gehirn betreffen.

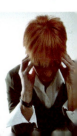

■ Was rät der Arzt?

Da wir bislang noch so wenig über diese Krankheit wissen, sind Ärzte auf die Mitarbeit der betroffenen Patienten angewiesen. Sobald jemand diese Symptome an sich wahrnimmt, sollte möglichst sofort ein Schmerztherapeut aufgesucht werden, um diese unerträglichen Qualen nicht aushalten zu müssen. Denn die üblichen, in der Apotheke erhältlichen Medikamente helfen bei dieser Art von Kopfschmerzen in der Regel nicht. Was manchmal zur raschen Linderung der Anfälle beiträgt, ist die Inhalation von reinem Sauerstoff. Doch das muss erst ausprobiert und als wirksam eingestuft werden, damit eine entsprechende Flasche Sauerstoff im Fall der Fälle zu Hause zur Verfügung stehen kann.

Neben der Inhalation von Sauerstoff helfen den Betroffenen spezielle Medikamente, deren Einnahme aber an bestimmte Bedingungen geknüpft ist. Da sich die beschriebenen Symptome sehr rasch entwickeln, muss der Wirkstoff ausreichend schnell im Körper verfügbar sein. Wie bei der Migräne haben sich die Triptane auch bei der Behandlung des Cluster-Kopfschmerzes bewährt. Insbesondere für Patienten, bei denen sich das Schmerzbild innerhalb von Minuten entwickelt, steht eine Injektionsform eines Triptans (Imigran inject) zur Verfügung. Dieses wirkt bereits nach wenigen Minuten. Die Injektion kann sich der Patient problemlos selbst unter die Haut, in der Regel am Oberschenkel, spritzen.

Mit dem Beginn einer Cluster-Episode wird vom Arzt meist zusätzlich ein Medikament verordnet, das eine vorbeugende Wirkung haben soll. Beispielsweise hat sich das Medikament Carbamazepin dafür gut bewährt, welches vom Patient dann während des gesamten Zeitraums für vier bis sechs Wochen lang eingenommen wird. Neuerdings werden modernere Wirkstoffe verordnet wie beispielsweise Pregabalin (Lyrica®), da diese die Leber wesentlich weniger belasten.

■ Was kann man selbst tun?

Leider wurden bisher noch keine nicht-medikamentösen Verfahren gefunden, die vorbeugend oder schmerzlindernd als Selbsthilfemittel in Frage kommen. Weder Entspannungs-, Verhaltens- oder Psychotherapien noch sonstige alternative Behandlungsverfahren helfen den Schmerzgeplagten. Auch gibt es bisher keine Hinweise darauf, welche Auslöser zu den gefürchteten Anfällen führen. Ein Vermeiden bestimmter, auslösender Reize ist somit nicht möglich. Und da die Betroffenen immer wieder von den Anfallsepisoden überrascht werden, können sie diese auch nicht selbst beeinflussen.

Die derzeit einzige Möglichkeit besteht darin, eine Schmerzattacke möglichst schnell mit Hilfe der oben erwähnten Wirkstoffe zu verhindern. Da es keine Vorboten auf einen drohenden Anfall gibt, müssen die Betroffenen immer damit rechnen, dass eine neue Episode ausgelöst wird. Deshalb ist es wichtig, dass Cluster-Patienten Tag und Nacht für den Notfall gerüstet sind: Ob es die bereitstehende Sauerstoffflasche nebst Inhalationsmaske oder das griffbereite Medikament ist, schnelles Handeln ist das A und O bei dieser Kopfschmerzart. Anschließend sollte der Betroffene möglichst rasch seinem Arzt Bescheid sagen, um die weitere Behandlung zu besprechen.

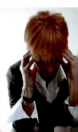

Andere Kopfschmerzformen

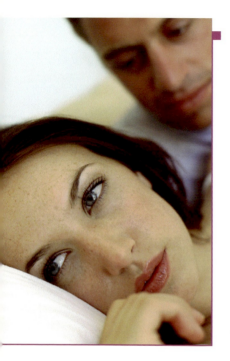

Kopfschmerz bei sexueller Aktivität

Was hat die schönste Nebensache der Welt mit unangenehmen Kopfschmerzen zu tun? Wie die Bezeichnung dieser Kopfschmerzart schon darauf hinweist, treten die Schmerzen im Kopf während des Geschlechtsverkehrs auf, genauer gesagt während des oder unmittelbar nach dem Orgasmus. Betroffen davon sind vor allem jüngere Männer, wobei diese Form des Kopfschmerzes recht selten vorkommt. Doch wer darunter leidet, lernt in der Regel vor allem eines: Sex hat für mich unangenehme, ja lebensbedrohliche Folgen! Je öfter diese schmerzhaften Körperempfindungen erlebt wurden, desto schneller entsteht ein regelrechter Teufelskreis: Ängste werden aufgebaut, die Freude an der Lust ist getrübt, und die Beziehung zum Partner leidet darunter. Das Ergebnis: Sex und Lust werden als Auslöser für die Kopfschmerzen gehalten und als logische Konsequenz erst einmal vermieden.

Was ist das?

Bei Menschen, die unter dieser Kopfschmerzart leiden, kommt es während oder nach dem Orgasmus zu einer heftigen und intensiv erlebten Schmerzattacke. Dabei haben die Betroffenen oftmals das Gefühl, als platze ihnen ein Gefäß im Kopf. Dieser Schmerz ist mit einem starken Vernichtungsgefühl verbunden und wird als überaus starker, pulsierender Kopfschmerz beschrieben, der eine Seitenbetonung haben kann. Nach dem Vermeiden jeglicher körperlicher Aktivität lassen die Beschwerden innerhalb von Minuten bis zu einer Stunde nach. Zurück bleibt das Gefühl einer starken Erschöpfung verbunden mit der Angst, dass „im Kopf etwas kaputt gegangen ist".

■ Wie entsteht er?

Zahlreiche Substanzen, die während des Orgasmus in unserem Körper freigesetzt werden, gelten auch heute noch als nicht hinreichend erforscht – so, wie der gesamte Vorgang für die Wissenschaft immer noch ein Rätsel ist. Daher können wir nur annehmen, dass es gefäßaktive Stoffe gibt, die ein solches elektrisches „Gewitter" auslösen. Was das Nachlassen der Schmerzen anbelangt, ist der koitale Kopfschmerz in seiner Symptomatik dem Cluster-Kopfschmerz sehr ähnlich – auch hier verschwinden die Schmerzen innerhalb von Minuten bis zu einer Stunde.

■ Was rät der Arzt?

Sobald ein solcher Kopfschmerz während des Geschlechtsverkehrs erlebt wurde, sollte umgehend ein Arzt aufgesucht werden, um dem Betroffenen weitere unangenehme Schmerzen zu ersparen. Denn sind erst einmal mehrere solcher Erlebnisse von Kopfschmerzen aufgetreten, hat der so Gepeinigte sicherlich eine negative Erwartungshaltung entwickelt und fürchtet sich mit Recht davor, einen nächsten Anfall zu erleben. Daher raten wir dem Patienten zu einer vorbeugenden Behandlung: Etwa drei bis vier Stunden vor einer möglichen sexuellen Aktivität erfolgt die Einnahme von mindestens 600 Milligramm Ibuprofen. Dieser Wirkstoff hat schmerzstillende und entzündungshemmende Eigenschaften, wodurch die Attacken in der Regel ausbleiben. Je nach Dauer der entsprechenden Kopfschmerz-Episode wird diese vorbeugende Behandlung für einige Wochen

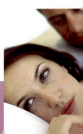

oder Monate vorgenommen. Anschließend folgt der Versuch, ohne vorbeugende Einnahme auszukommen. Glücklicherweise hat diese Kopfschmerzform eine sehr hohe Quote an Spontanheilung, das heißt die meisten der schmerzgeplagten Männer sprechen auf diese Art der Behandlung an und können die schönste Nebensache der Welt wieder mit Freude und angstfrei genießen.

■ Was kann man selbst tun?

Was man bei dieser Kopfschmerzart selbst und möglichst schnell tun sollte, ist der Gang zum Arzt. Je länger der Betroffene nämlich damit wartet, desto unangenehmer werden die Folgen für ihn sein: Da der Kopfschmerz eindeutig mit der sexuellen Aktivität in Verbindung steht, erscheint es zunächst logisch, den einzig wirksamen Weg der Enthaltung zu gehen. Was das für die Psyche bedeutet, kann man sich nur vage vorstellen. Bei jedem Versuch lösen die negativen Erfahrungen und Erlebnisse gewisse Lernprozesse aus. Und jeder erlebte Schmerz gräbt sich ins Schmerzgedächtnis ein, so dass die Gefahr einer Chronifizierung sehr groß wird.

Aus all diesen Gründen sollte man es aber gar nicht so weit kommen lassen. Denn eine frühzeitige und konsequente medikamentöse Behandlung bringt nicht nur den gewünschten Heileffekt, sondern auch den Spaß am Sex zurück.

Kopfschmerz bei sexueller Aktivität

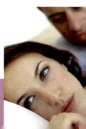

Posttraumatischer Kopfschmerz

Was ist das?

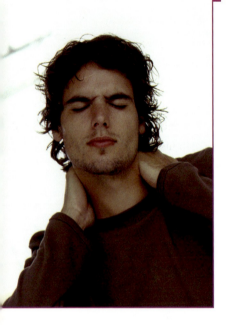

Auch bei dieser Kopfschmerzart lässt der Begriff Rückschlüsse auf den Entstehungsmechanismus zu: Der Kopfschmerz tritt nach (= post) einem Trauma auf. Grundsätzlich versteht die Medizin unter einem Trauma oder einem traumatischen Erlebnis die Wirkung von Gewalt auf den Körper wie beispielsweise bei einem Autounfall verursacht. In unserem Fall ist der Kopf Zielscheibe von Gewalteinwirkung, so dass die Kopfschmerzen unmittelbar damit in Verbindung stehen und durch sie ausgelöst werden.

Wie entsteht er?

Ganz gleich, ob der Kopf durch einen Sturz oder Schlag erschüttert wurde, lang anhaltende Schmerzsymptome können sich entwickeln. Diese Möglichkeit darf weder vom Betroffenen selbst („der Schmerz vergeht schon wieder") noch vom Arzt unterschätzt werden. Vielmehr muss eine frühzeitige und konsequente Behandlung erfolgen, um die Gefahr einer Chronifizierung des Schmerzes auszuschließen. Und chronische Kopfschmerzen entstehen im Laufe der Zeit oftmals dann, wenn es beispielsweise zu Blutungen im Kopf gekommen ist, die man mit bildgebenden Verfahren wie Röntgen oder Ultraschall nicht erkennen konnte.

Das „Schleudertrauma"

Neuerdings verwendet man für das „Schleudertrauma" den Begriff „Distorsion der Halswirbelsäule" (Distorsion = Verstauchung). Der typische Mechanismus, den man auch mit dem Hieb einer Peitsche vergleicht, führt dazu, dass die zahlreichen Bänder, Sehnen, Muskeln und Gelenke der Halswirbelsäule überdehnt werden. Eine derartige Überdehnung tritt beispielsweise oftmals nach einem Auffahrunfall auf. Interessanterweise haben Auffahrunfälle, bei denen das von hinten aufprallende Fahrzeug eine Geschwindigkeit von etwa 10 bis 20 km/h hat, die weitreichendsten Folgen für die im vorderen Fahrzeug befindlichen Personen. Die häufigsten Folgen sind anhaltende Kopf- und Nackenschmerzen. Des weiteren entwickeln 25 Prozent der Betroffenen im Laufe eines Jahres die Symptome einer Fibromyalgie (Faser-Muskel-Schmerz). Darüber hinaus klagen viele Unfallopfer über Depressionen sowie Probleme am Arbeitsplatz und in der Partnerschaft.

In Deutschland sind Ansprüche auf Schadenersatz von den Betroffenen meist nur sehr schwer durchzusetzen, obwohl in jüngster Zeit auch hier ein Umdenken stattfand. Denn aufgrund neuester Forschungsergebnisse konnte man die Mechanismen aufklären, die zu einer solch anhaltenden schweren Beeinträchtigung der Erwerbs- und Leistungsfähigkeit führen. Eine wichtige Parallele findet sich hier ebenfalls zu den Migräne-Patienten: Für Nicht-Betroffene sind derartige Schmerzen weder vorstell- noch nachvollziehbar. Daher wurden die Unfallopfer mit Schleudertrauma - übrigens auch von vielen Gutachtern - entweder als „eingebildete Kranke" behandelt oder auf die „Psychoschiene" geschoben. Da ich selbst als Gutachter tätig bin, habe ich immer wieder versucht, dem Gericht den Standpunkt der Betroffenen klar zu machen, was mir glücklicherweise in den meisten dieser Fälle mit Erfolg gelungen ist.

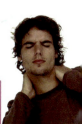

■ Was rät der Arzt?

Kopfschmerzen, die nach einem Trauma auftreten, bedürfen einer raschen und konsequenten Diagnostik und Therapie in der Hand des erfahrenen Experten. Die Diagnose sollte zum Beispiel die bereits erwähnten und schwer festzustellenden Blutungen im Kopf ausschließen. Durch die Therapie wird in erster Linie Schmerzfreiheit angestrebt oder wenigstens eine erhebliche Schmerzlinderung erzielt, um eine Chronifizierung zu vermeiden.

Die Überzeugung, dass es sich hier um eine wirkliche Krankheit handelt, ist noch nicht sehr weit verbreitet. Ihr Arzt sollte Ihnen einen Experten vermitteln, hier lohnt sich auch mal ein weiterer Weg, denn diese sind derzeit noch dünn gesät.

Es gibt keine Hinweise darauf, welches Medikament am besten wirkt, es muss also im Einzelfall durch Austesten ermittelt werden. Der „Schanzsche Kragen", den manche Unfallopfer noch verordnet bekommen und tagelang tragen sollen, ist überholt, da er eine Chronifizierung des Schmerzes fördert.

■ Was kann man selbst tun?

Das Vermeiden von Gewalteinwirkungen auf Kopf und Halswirbelsäule ist sicherlich ein angeborener Mechanismus, dennoch verhalten wir uns allzu oft sehr leichtsinnig. Ob beim Sporttreiben, während der Hausarbeit oder im Beruf – Verletzungen am Kopf entstehen meistens deshalb, weil angemessene Sicherheitsvorkehrungen nicht oder nur unzureichend getroffen wurden.

Deshalb sollten Radfahrer oder Bergsteiger immer einen Sturzhelm tragen, Risiko-Sportarten wie Bungee-Springen gemieden werden und Autofahrer eine defensive Fahrweise praktizieren, um nur einige Beispiele zu nennen.

Sehr wichtig ist die richtige Position des Kopfes zu den Kopfstützen. Der Kopf sollte nur ein bis zwei Zentimeter von den Kopfstützen entfernt sein.
Bei vielen Kopfverletzungen ist auch oft Alkohol im Spiel und wer zu müde oder gestresst ist, neigt ebenfalls zu unvorhergesehenen Reaktionen mit erhöhtem Unfallrisiko.

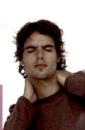

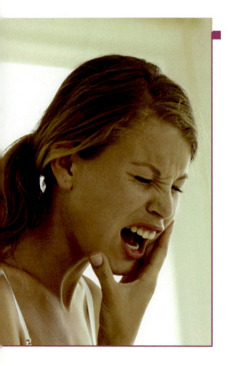

Gesichtsneuralgien

Was ist das?

Unter Neuralgie versteht die Medizin eine schmerzhafte Reaktion der Nerven. Mediziner bezeichnen die verschiedenen Neuralgien nach den Nerven, in deren Versorgungsgebiet sich die Schmerzen ausbreiten. Das beste Beispiel ist der Zahnschmerz: Der spezielle Nerv, der den entsprechenden Zahn „betreut", löst im Falle einer Reizung ein unangenehmes, ziehendes Gefühl aus. Auch nach dem Abklingen einer Gürtelrose kann eine schmerzhafte Neuralgie in den betroffenen Körpergebieten entstehen. Und natürlich können Neuralgien auch am Kopf, genauer gesagt im Gesicht entstehen. Die Trigeminus-Neuralgie zählt zu den häufigsten Erkrankungen in diesem Bereich, wobei deren Diagnose schwierig ist und manchmal Jahre mit unwirksamen und zum Teil dramatischen Therapien (wie beispielsweise das Ziehen verschiedener Zähne) vergehen. Daher möchte ich auf diese Erkrankung hier näher eingehen.

Unser Gesicht enthält ein regelrechtes Nervengeflecht in einer hohen Dichte. Dieses Netzwerk an Nerven brauchen wir nicht nur für unsere Mimik sowie zur Steuerung der Kaubewegungen, sondern die Nerven im Gesicht sind darüber hinaus ein unentbehrliches und sensibles „Fühlorgan", mit dem wir uns in der Umwelt orientieren. Einer der wichtigsten Nerven in diesem Geflecht ist der so genannte Trigeminus: Drei Äste (daher der Name Trigeminus) „betreuen" nicht nur die verschiedenen Abschnitte des Gesichts, sondern auch die Zähne. Deshalb wird dieser Nerv beispielsweise vom Zahnarzt mit einer Spritze betäubt, um dem

Patienten während einer Zahnbehandlung keine Schmerzen zu bereiten. Der Trigeminus-Nerv selbst kann aber auch zur Ursache von Schmerzen werden, was in der Medizin als Trigeminus-Neuralgie bezeichnet wird. Dabei spürt man meist im Bereich des Ober- und Unterkiefers plötzlich einschießende, stechende Schmerzattacken, welche durch Berührungen (manchmal reicht schon ein kalter Luftzug) und Bewegungen ausgelöst werden.

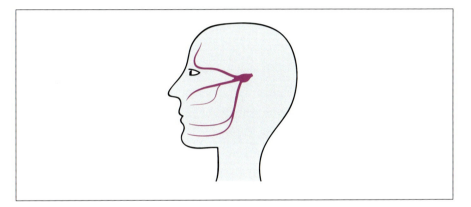

Der Trigeminus-Nerv

■ Wie entstehen sie?

Nerven leiten Empfindungen in Form von elektrischen Signalen, Nervenzellen funktionieren hier wie Schaltkästen. So kann es im Laufe der Zeit zu Veränderungen der Leitfähigkeit, aber auch in der Isolierung von Nerven kommen. Außerdem haben die Nerven des so genannten peripheren Nervensystems die Möglichkeit, neue Verbindungen einzugehen (anders als die Nervenbahnen im Zentralnervensystem). Die Forschung konnte hier in den vergangenen Jahren zahlreiche Prozesse aufklären, wie es zu einer Veränderung kommen kann, die vom Körper als chronischer Schmerz übersetzt wird.

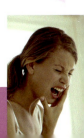

> **Reine Nervensache!**
> Stellen Sie sich folgendes vor:
> In Ihrem Haus befindet sich irgendwo ein Kabelkanal. Darin verlaufen alle Adern, die für die Versorgung Ihres Hauses mit Elektrizität notwendig sind. Meist liegen sie nebeneinander. So wie dieser Kabelkanal können Sie sich auch die Nervenstränge im Rückenmark vorstellen.
> Bei Alterungsprozessen können in Ihrem Haus Kurzschlüsse entstehen. Einiges funktioniert nicht mehr. Aber wenn die Adern zu dicht aneinander liegen, können sie auch „Informationen" austauschen:
> Sie machen im Schlafzimmer das Licht an und im Keller beginnt die Waschmaschine zu laufen.
> In unserem (peripheren) Nervensystem kommt noch eine Eigenschaft dazu: Nerven können aktiv aussprossen und Verbindungen zu anderen Nerven suchen. Das ist eine Grundlage von Lernprozessen. Werden nun aber Nervenfasern gestört und erkranken darauf hin, können sie sich nicht mehr – wie ansonsten üblich – dagegen wehren, und es entstehen neue, manchmal auch biologisch unsinnige Verbindungen. So empfinden die Betroffenen beispielsweise Schmerzen an einer Stelle, zu der es eigentlich gar keine Verbindung in der normalen Anatomie gibt. Oder Nervenzellen erhalten Informationen, für die sie gar nicht „konstruiert" sind, und übersetzen diese in die Information „Schmerz".

■ **Was rät der Arzt?**

Bei einer Trigeminus-Neuralgie besteht die Hauptaufgabe darin, die überempfindlichen Nervenzellen in ihrer Aktivität zu normalisieren. Dies erfolgt in der Regel mit einer medikamentösen Therapie mit Wirkstoffen, die wir teilweise aus der Epilepsie-Behandlung kennen, denn auch bei dieser Erkrankung haben wir es mit überaktiven Nervenzellen zu tun, die dann synchronisiert einen Anfall auslösen können. Mit einer ausreichend hohen Dosierung dieser Medikamente sind die Betroffenen schmerzfrei, wobei die Behandlung wie eine Art Kur durchgeführt wird.

Nach ungefähr sechs bis sieben Monaten macht man einen Auslassversuch: Dabei wird das Medikament langsam reduziert, um zu sehen, ob die Schmerzen wieder auftreten. Sind die Schmerzen wieder spürbar, muss eine Dauerbehandlung erfolgen.

Auch Opioide – das sind alle morphin-ähnlichen Wirkstoffe – können insbesondere bei der Langzeitbehandlung angewendet werden, weil sie keine organischen Schäden verursachen.

Gelegentlich kann auch eine Operation sinnvoll und hilfreich sein, insbesondere dann, wenn eine Arterie über dem Nervenknoten verläuft und als Schmerz-Verursacher in Frage kommt.

■ Was kann man selbst tun?

Alle unsere Beschwerden können durch Stress, Kummer, Sorgen, ein Unglück oder durch Krankheiten verstärkt werden. Daher sind sämtliche Maßnahmen, die der Entspannung und Regeneration dienen, zur Unterstützung der ärztlich verordneten Therapie des Gesichtsschmerzes angebracht. Eine Wellness-Kur, ein Entspannungsurlaub in warmen Regionen oder dergleichen wirken hier besonders wohltuend und heilend.

Keinesfalls dürfen Sie bei Gesichtsneuralgien eine Selbstmedikation vornehmen, da dies mehr schaden als nützen würde.

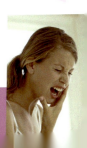

Viele Betroffene verspüren oftmals Zahnschmerzen, da der Trigeminus – wie bereits erwähnt – auch unsere Zähne mit sensiblen Fasern versorgt. Daher führt der erste Weg zum Zahnarzt. Bei unklarer oder schwieriger Sachlage ist aber die gleichzeitige Befragung des Hausarztes von großer Bedeutung, da er möglicherweise häufiger als der Zahnarzt aufgrund der typischen Symptomatik an eine Trigeminus-Neuralgie denkt.

Anhang

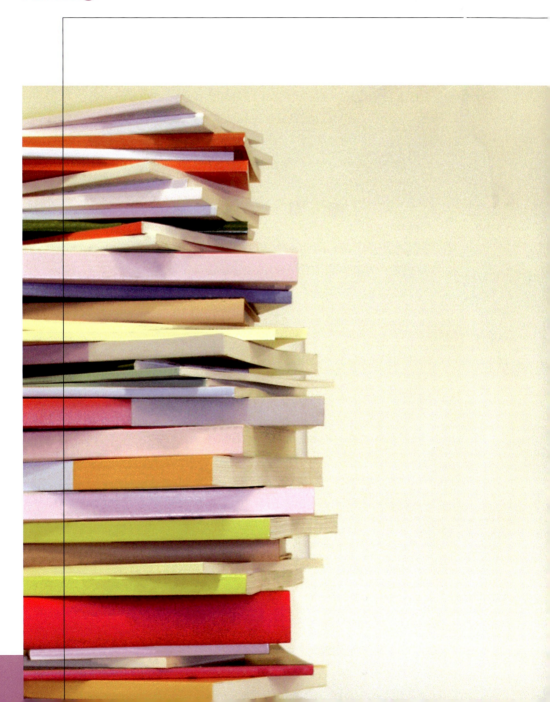

■ Bücher, die weiterhelfen

Von der Deutschen Migräne- und Kopfschmerzgesellschaft (www.dmkg.de) empfohlene Literatur für Patienten:

- **Astrid Gendolla und Julia Pross: Kopfschmerzen**
  So bekommen Sie Ihre Krankheit in Griff
  Falken-Verlag, Niedernhausen/Ts. 2000 • ISBN 3-80682-538-6 • € 10,17

- **Wolf-Dieter Gerber: Kopfschmerz und Migräne**
  Goldmann Verlag, München 2000 • ISBN 3-44216-255-6 • € 7,61

- **Volker Pfaffenrath: Migräne und Kopfschmerzen**
  Ärztlicher Ratgeber
  Wort und Bild Verlag, Baierbrunn 2000 • PZN 1280817 • € 15,24
  (nur über Apotheken oder per Direktbestellung beim Verlag erhältlich!)

- **H.C. Diener: Wirksame Hilfe bei Migräne**
  Trias-Verlag, Stuttgart 1999 • ISBN 3-89373-509-7 • € 11,45

- **Hartmut Göbel: Kopfschmerzen und Migräne**
  Leiden, die man nicht hinnehmen muss
  Springer-Verlag, Berlin, Heidelberg 1998 2. Auflage
  ISBN 3-54064-610-8 • € 19,42

- **Hartmut Göbel, Melanie Lipp:**
  Die progressive Muskel-Relaxation nach Jacobson
  Durch Sensibilität für Spannung zur Entspannung als Therapie
  Neuronet-Therapiemedien. Bestellung per Fax 0 43 46 - 3 60 04

- Hartmut Göbel: Multimediale Entspannung
  Das Entspannungstraining zur Vorbeugung von Migräne und Kopfschmerzen
  Neuronet-Therapiemedien. Bestellung per Fax 0 43 46 - 3 60 04

- Hartmut Göbel: Tiefenentspannung durch Aktivatmung
  Streßfrei, entspannt und regeneriert in 15 Minuten
  Neuronet-Therapiemedien. Bestellung per Fax 0 43 46 - 3 60 04

- Hartmut Göbel: Relievision
  Visualisierung zur Akuttherapie von Migräne, Spannungskopfschmerzen und Rückenschmerzen
  Neuronet-Therapiemedien. Bestellung per Fax 0 43 46 - 3 60 04

- Andreas Peikert: Der große TRIAS-Ratgeber
  Kopfschmerzen, Migräne und Neuralgien
  Trias Verlag, Stuttgart 2003 • ISBN 3-8304-3041-8 • € 19,95

- Schleudertrauma – neuester Stand
  Medizin, Biomechanik, Recht und Case Management
  Zürich, Juni 2004
  Hans-Dieter Wedig (Recht), Hartmut Baltin (Medizin) und Christian Grill (Literaturrecherchen) • ISBN 3-033-00172-6 • € 40,–

✻

- Klaus Afflerbach, Rüdiger Schellenberg: DGK-HörBar
  Kopfschmerzen; Das Hör-Buch zum Thema mit Entspannungsübungen und Phantasiereisen (CD)
  VERLAG im KILIAN, Marburg 2004 • ISBN 3-932091-88-4 • € 9,90

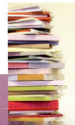

Adressen, die weiterhelfen

- **Deutsche Migräne- und Kopfschmerzgesellschaft (DMKG)**
  c/o PD Dr. rer. soc. Dipl.-Psych. Peter Kropp
  Universitätsklinikum Schleswig-Holstein
  Institut für Medizinische Psychologie
  Diesterwegstraße 10-12 • 24113 Kiel
  Tel.: 04 31 / 6 59 46 30 • Fax: 04 31 / 6 59 46 39
  E-Mail: dmkg@med-psych.uni-kiel.de • www.dmkg.de
  Bei schriftlichen Anfragen bitte Rückumschlag beilegen.

- **Forum Schmerz im Deutschen Grünen Kreuz e.V.**
  Schuhmarkt 4 • 35037 Marburg
  Tel.: 0 64 21 / 2 93-1 25 • Fax: 0 64 21 / 2 93-7 25
  E-Mail: schmerz@kilian.de • www.forum-schmerz.de oder www.dgk.de
  Gegen eine Schutzgebühr von € 0,55 in Briefmarken und Einsendung eines adressierten und mit € 1,44 frankierten DIN-A5-Rückumschlages erhalten Sie das Kopfschmerztagebuch für Erwachsene oder Kinder (bitte bei der Bestellung vermerken).

- **Stiftung Kopfschmerz**
  c/o Dr. med. Jan-Peter Jansen
  Schönhauser Allee 172 a • 10435 Berlin
  E-Mail: info@stiftung-kopfschmerz.de • www.stiftung-kopfschmerz.de
  Bei schriftlichen Anfragen bitte Rückumschlag beilegen.

- **MigräneLiga e.V.**
  Westerwaldstraße 1 • 65462 Ginsheim
  Tel.: 0 61 44 / 22 11 • Fax: 0 61 44 / 3 19 08
  E-Mail: info@migraeneliga-deutschland.de • www.migraeneliga-deutschland.de

- **Schmerzzentrum Berlin**
  Schönhauser Allee 172a • 10435 Berlin
  E-Mail: info@schmerzzentrum-berlin.de
  Bei schriftlichen Anfragen bitte Rückumschlag beilegen.

Adressen, die weiterhelfen

Kliniken mit einem Behandlungsschwerpunkt Kopfschmerz/Migräne:

- **Medizinisch-Psychosomatische Klinik Roseneck**
  Am Roseneck 6 • 83209 Prien am Chiemsee
  Tel.: 0 80 51 / 6 80 • Fax: 0 80 51 / 68 35 63
  E-Mail: info@schoen-kliniken.de • www.schoen-kliniken.de

- **Migräne-Klinik Königstein**
  Dr. med. Joachim Brand GmbH & Co KG • Ölmühlweg 31 • 61462 Königstein
  Tel.: 0 61 74 / 2 90 40 • Fax: 0 61 74 / 29 04 11
  E-Mail: brand@migraene-klinik.de • www.migraene-klinik.de

- **Neurologisch-verhaltensmedizinische Schmerzklinik in Kooperation mit der Universität Kiel** • Heikendorfer Weg 9 - 27 • 24149 Kiel
  Tel.: 04 31 / 2 00 99 39 • Fax: 04 31 / 2 00 99 99
  E-Mail: kiel@schmerzklinik.de • www.schmerzklinik.de

- **Psychosomatische Klinik Windach/Ammersee**
  Schützenstraße 16 • 86949 Windach
  Tel.: 0 81 93 / 7 20 • Fax: 0 81 93 / 7 29 09
  E-Mail: mail@klinik-windach.de • www.klinik-windach.de

- **Schmerztherapiezentrum Bad Mergentheim-Löffelstelzen**
  Schönbornstraße 10 • 97980 Bad Mergentheim
  Tel.: 0 79 31 / 5 49 30 • Service-Tel.: 01 30 / 18 85 92
  Fax: 0 79 31 / 54 93 50 • Service-Fax: 01 30 / 18 85 91
  www.schmerz.com

- **DRK Schmerz-Zentrum Mainz**
  Auf der Steig 14-16 • 55131 Mainz
  Tel.: 0 61 31 / 9 88-0 • Fax: 0 61 31 / 9 88-7 05
  E-Mail: info@drk-schmerz-zentrum.de

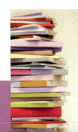

Tagebuch - *Schlüssel* (∞)

(Bitte kreuzen Sie im Kalenderblatt an [X] oder tragen Sie die entsprechende Zahl oder den entsprechenden Buchstaben im Kalenderblatt ein.)

[1] Schmerzstärke
- 1 - leicht
- 2 - mäßig
- 3 - stark
- 4 - unerträglich

[2] Schmerzdauer
Bitte in *Stunden* angeben

[3] Psychische und körperliche Auslöser
- 1 - Aufregung/Stress
- 2 - Erholungsphase/Wochenende
- 3 - Änderung im Schlaf-Wach-Rhythmus
- 4 - Wetterwechsel
- 5 - Menstruation
- 6 - Ihr persönlicher Auslöser
  ....
- 7 - Ihr Auslöser Nr. 2
  ....

[4] Nahrungsmittel oder Getränke als Auslöser
- A - Käse
- B - Alkoholische Getränke
- C - Schokolade
- D - Kaffee oder Cola
- E - Ihr persönlicher Auslöser
  ....
- F - Ihr Auslöser Nr. 2
  ....

[5] Bitte notieren Sie Ihre Medikamente, die Sie zur Zeit bei Kopfschmerzen einnehmen:
- 1: ....
- 2: ....
- 3: ....
- 4: ....

[6] Wirkung der Kopfschmerzmedikamente
- 1 - ja
- 2 - mäßig
- 3 - nein

[7] Sind Sie zufrieden?
- 1 - ja
- 2 - mäßig
- 3 - nein

[8] Sind Sie arbeitsfähig?
- j - ja
- n - nein

[9] Lebensqualität
- 1 - nicht beeinträchtigt
- 2 - mäßig beeinträchtigt
- 3 - stark beeinträchtigt